學问精霉是蒼生

陈乃立题

岭南医学院与它的大师们

朱素颖 著

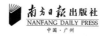

南方日报出版社
NANFANG DAILY PRESS
中国·广州

图书在版编目（ＣＩＰ）数据

学问精处是苍生：岭南医学院与它的大师们 / 朱素颖著. -
- 广州：南方日报出版社，2019.04
ISBN 978-7-5491-1955-4

Ⅰ. ①学… Ⅱ. ①朱… Ⅲ. ①医学教育－教育史－研究－
中国－近现代 Ⅳ. ①R-4

中国版本图书馆 CIP 数据核字(2019)第 029849 号

XUEWEN JINGCHU SHI CANGSHENG

学问精处是苍生——岭南医学院与它的大师们

著　者：朱素颖
出版发行：南方日报出版社
地　址：广州市广州大道中 289 号
出 版 人：周山丹
责任编辑：付惠平
装帧设计：肖晓文
责任技编：王　兰
责任校对：王　燕
经　销：全国新华书店
印　刷：广州市岭美彩印有限公司
开　本：889mm×1194mm　1/32
印　张：7.625
字　数：150 千字
版　次：2019 年 4 月第 1 版
印　次：2019 年 4 月第 1 次印刷
定　价：68.00 元

投稿热线：(020) 87360640　　读者热线：(020) 87363865

谨以此书献礼岭南大学成立130周年

特别鸣谢中山大学岭南学院校友事务与发展中心及
岭南大学广州校友会对本书出版的支持

序

上溯152年，南中国广州城的珠江之畔，出现了我国第一所西医学府——博济医学堂，中国西医教育由此发轫。这个后来成为私立岭南大学医学院的博济医学堂，正是中山大学中山医学院最早的前身。自此以降，便是我们现在所熟悉的中国西医教育史了。152年来，历经国殇、国衰、国兴、国强之沧桑巨变，今天的中山大学中山医学院，已是中华大地上一所举足轻重的医学名校。

本书作者朱素颖是著名历史学家陈春声兄和刘志伟兄的博士生，近年来用心用力地搜集、整理和研究中国医学教育启蒙时期和新中国成立前后一段时期的史料，尤其是始于1835年的中国第一家西医院博济医院和始于1866年的中国第一家西医专门学府博济医学堂，以及随后在此基础上建立的岭南大学医学院的历史。我非史学中人，无论个人所长还是职业经历均憾与史学无缘，但因我经志伟兄介绍与素颖讨论过几次博济和岭南医学院的历史，她便十分感激，要邀我作序，更将我与我治学所不可及的春声学长、志伟学长同列为本书要献给的对象。盛情难却，只好勉为其难接下这个我本不配的作序任务。

我毕业于中山医学院，从2005年起一直在中山大学任教任职，由于工作关系，接触到非常多的岭南医学院历史，既深感骄傲，又为这些光辉岁月尚未完整发掘、老一辈医学家和教育家们的贡献还没有被充分整理而倍觉遗憾。作为国内最著名的医学教育机构之一，中山大学医科的学术教育传统主要来源于原私立岭南大学医学院、原国立中山大学医学院、原广东光华医学院，其中岭南医学院的贡献占了相当大一部分。1956年，国家高教部进行了一次高校知识分子的工资职级评定，由此将教授分级。这是一次影响重大、意义深远的评级工作，很大程度上体现了高校教师的学术水平、地位、荣誉及价值，至今还常为高教同行所乐道。在这次评定中，中山医学院共有8位教授被评为一级教授，其中7位均来自岭南医学院；而15位二级教授中，也有9位是"岭南"人。有资料说，当时全国被评为一级教授的医学家不超过70人，有些省份连一位都没有。这从一个方面说明了岭南医学院的水平已不亚于若干当时更为世人所称道的国内一流医学院。在此还值得特别提到的是，据传闻，有年资高的二级教授原本定为一级，因名额不足，把荣誉和待遇礼让给了当时担子更重的年轻一些的教授。如确有其事，那真的是令人肃然起敬。前辈中山医人的这种胸怀和眼界，为中山医学院在新中国成立后17年间迅速成长为全国最著名的医学院之一，以及再往后的不断发展壮大，注入了难得的精神文化养分。

历史是人创造的，伟大的转变也经由人发生。名校之光的铸就，是因了一代代优秀学子和一批批名家名师。中大医科的名家名师榜上，镌刻着一大批前贤的光辉名字。岭南医学院诸师的故事和贡献，既是整个中大医科的灵魂和特质，又是各个学科发展的记录和介绍。生命是有限的，消亡不可抗拒，但是本书作者想要辛苦记录下的，是已经浸入中大医科血脉的精神和文化，无论经历了怎样的波折和磨难，那些让人一想起就热泪盈眶的师长名字，一直都在，已经成为中大医科的传统、象征和追求。

诸师的故事，许多距今甚远，但智慧再老迈也不会过气。顺境时，如何一鼓作气抓住机遇；逆境时，如何坚守初心不辱使命。诸师的治学从教行事立身之道，显示出他们的思想、信仰、价值观和心理感受，这些都对中大医科的灵魂带来微妙而深刻的影响。如果能够体察到这种影响，或许可以窥见成为大医和大师的秘密。这或许可以成为医学生的一块敲门砖，我希望学生们能借它敲开医学的大门，唤出里面的人来。那个人就是他们自己。

一事精致，便可动人。素颖的博士论文是研究岭南医学院历史，在收集资料的过程中，她把"岭南"诸师的生平贡献整理出这么一本书。在这本书中，为了增加可读性，素颖使用了较多的文学性语言，以飨大众读者。这或许是她在学术研究的周边所作的一点小探索。求实和创新都是中大的传统，虽然有时两者同挤一隅有些过于简单甚至略显幼稚，但适时加以鼓励，也可能利大于弊。此外，对日常生活中凸起部分的记录，窃以为也体现了作者对生命和人性的理解，对此我们且秉自在之心去评赏便是。我希望手上这本书能够抛砖引玉，让更多的旧雨新知参与到中大医科历史的整理和研究工作中去。中大医科以历史为荣，但不沉溺于历史的荣耀。历史让我们尊崇大师，学习先进，使新人承前启后，奋发上进，追求真理，继续将中大医科发扬光大。

是勉充为序。

2018年10月4日

自 序

　　五千年中华，一百年医局。本书是"话说博济"公众号的合集，它讲述的是岭南大学医学院和曾在岭南医学院工作及学习的大师们的故事。

　　大学之道，是学问之道，是大师持身治学之道，亦是学生格物致知之道。有大师、大学问，才有大学、大学生。大师是学生的伏笔，学生是大师的呼应。岭南大学医学院及其附属博济医院始建于1835年，是中国最古老的西医院校和西医院，为中国近现代医学教育和近现代医学的滥觞，在其一百余年的历程中，无论蜿蜒曲折，学问的大河一直川流不息。本书提及或遗漏的大师们，都是通向河对岸的摆渡人，在颠沛流离中搭起一道道光彩夺目的人梯。他们不仅仅栽桃育李、救死扶伤，还深刻影响着岭南地区的思想内涵、气质精神，使得岭南医学及其人文关怀呈现出不同于过往的历史新知。

　　这是本书写作的初衷，它不过截取一段特殊时期里医学知识在岭南的流淌和发展，没有追溯缘起，更无法揭示最终的走向。但是写到的每一位大师、每一个故事，都是我对岭南医学院的一次深情回望。雪花再美，终将融化，但希望我拙劣的笔能够留下这些雪花起舞的身影，得以寄托我们的美好希冀。这样无论时光纵横多远，大师仍可不死，医学的薪火仍可代代相传。

这是我的第一本书，也是一本歌颂教育家的书，特此献给陈春声、刘志伟、黎孟枫二位教授，这是他们思想劳动的结晶，亦希望能够为他们增加教育工作者的荣耀。所有的意图都在他们搭建的框架之下进行，只是学力不逮，未窥堂奥，不能忠实贯彻他们的学术思想。由于时间仓促、经验不足，本书错漏之处，概由本人负责，亦请读者慨言施教，本人不胜感激。

本书写作期间，得到众多领导、同事、朋友的帮助，在此一并表示感谢。特别感恩中山大学岭南学院校友会对本书的全力支持！

致敬我的母校——中山大学！

是为序。

朱素颖

2018年10月30日

　　本书终于付梓，这真是一件令人欣慰的事。此书所记载的许多大师，一度丢失在岁月里。现在趁着光阴未散尽，把他们找回来，是笔者的幸运。随之归来的还有国家的荣耀，他们本就把臂同行。

　　本书共收录了曾在岭南医学院学习与工作过的32位大师的传奇故事，选择标准主要参考1956年国家高教部进行的在高校工作的教授定级。当时原岭南医学院被评为一级教授的有7位，二级教授9位，尚有何天骐、王成恩、许锦世等若干人被评为三级副教授。此次国家高教部的评定工作，在一定程度上反映了高校教师学术水平和学术地位，但评定过程亦受到相当多因素的左右。实际上，一级教授与二级教授的治学能力相距不远。亦有相当一部分年资较轻的副教授与讲师，基础扎实、天资聪颖，在许多崭新的领域都作出了开拓性贡献，尽管个别由于时代原因过早去世，并未获得与之相匹配的承认。在这一大批杰出学人的栽培和引领之下，在岭南医学院就读的学生们，也继承和发扬了其师长的意志与传统，许多能够随从时分，舒展精神，最终独立门户，蔚成家学。岭南医学院的继承者中山医学院就是在这一代又一代的创新更始之下，举起岭南医学的大旗，迄今猎猎飘扬，声威赫赫。

何为大师？光彩夺目的头衔与荣誉仅作参考，而非标准。大师的成就，要经得起古今中外贤哲的慧眼，只有把他们置于其毕生追求的学术序列当中考察，才能真正评价他们的贡献。这亦是成为大师的必需条件，名利只是学术追求的衍生物，想要获得更大的名利，必然需要淡泊名利。这是大师们给后继者作出的高远榜样，希望莘莘学子站在巨人的肩上，可以拥有更无私的梦想，贴近更真挚的彼此，看见更广阔的世界，从而让更多的人过上更有价值的人生。

按照尊师重道的传统，本书以大师们的出生年月排序。本书成书过程中，得到非常多岭南医学院故人的帮助。中山大学原副校长、南方医科大学校长黎孟枫教授，中国书法家协会副主席、中山大学中文系陈永正教授不以本书鄙陋，慷慨赐序和题写书名，笔者不胜感激之至。中山大学孙逸仙纪念医院骨外科唐勇副教授，从写作到成书，给予笔者极多宝贵意见，所谓古道热肠、云天高义，莫过于此！由于时间关系，尚有许多曾经为岭南医学院无私奉献的专家学者没有及时收录，笔者深以为憾，日后还会继续努力拾遗补阙！

感谢各位认真阅读本书的读者！

朱素颖

2018年10月30日

目　录

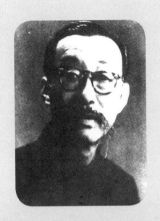

吾之荣誉即忠诚
——记我国著名生理学家林树模教授

　　林树模（1893—1982），湖北鄂城人。1916年考入湘雅医学院，1920年转入上海圣约翰大学医学院就读，1922年毕业，获医学博士学位。1925年美国宾夕法尼亚大学医学院研究生毕业，获理学博士学位。1931年，到英国爱丁堡大学生理学系Sharpey Schafer实验室进修，对胃液分泌的调节进行研究。1932年回国后在协和医学院任副教授。1937年到广州，任岭南大学医学院教授。抗日战争后期任重庆中央医学院检验室主任、湘雅医学院教授。1946年又回到广州，历任岭南大学医学院教授，中山医学院教授、基础部主任、生理教研室主任等，广东省生理学会理事长。毕生致力于生理学的教学与研究。1928年提出中国人血液化学成分的正常值，为当时各大医院所采用。1932—1934年与老师林可胜合作，研究脂肪对胃液分泌的影响，肠抑胃素提纯的成果，达到国际先进水平。著有《生理实验》（1950）、《生物化学实验》（1951）等。

在岭南医学院的名教授中，林树模是最早加入中国共产党的一位。他一生对党绝对忠诚，真正做到内化于心，外化于行。

林树模是中国生理学奠基人林可胜的学生，中国生理学会最早期的会员，历任各届中国生理科学会理事。1935年，他便作为中国生理学代表团成员之一，赴列宁格勒参加第十五届国际生理科学大会。1955年，林树模组织广东省数十位生理科学工作者成立了中国生理科学会广东省分会，大力推动了广东省生理科学的发展，并历任各届分会理事长。

1922年他于上海圣约翰大学医学院获博士学位，随即赴美国留学，先在宾夕法尼亚大学学习，后转纽约康奈尔大学，并于1925年获理学博士学位。同年回国后，林树模于协和医学院内科从事血液化学研究工作。1937年，因林可胜的推荐，时任岭南大学医学院院长黄雯力邀林树模南下任教。1937年7月7日晚上10点，林树模挈妇将雏登上火车举家迁穗。40分钟后，卢沟桥枪声响起，抗日战争全面爆发了。

1938年10月，广州沦陷，林树模与岭南大学医学院同仁克服重重困难，坚持于战火中执教鞭，受尽颠沛流离之苦亦不改教书育人之志。1949年10月，解放军兵临广州城下，一时谣言纷起，许多大学教师收拾细软，离开了大陆。当友人劝林树模也随之离开时，林树模坚定地回答："我不相信谣言，我不走。"他毫不犹豫地留下来，为新生的中华人民共和国服务。

新中国成立初期，全国气象一新，社会面貌朝气蓬勃，林树模发现共产党全心全意为人民服务，知识分子得到极大的重视和尊重，对共产党是发自内心的热爱和佩服。1956年3月，由时任广州医学院院长柯麟和时任中共广州医学院党委书记龙世雄介

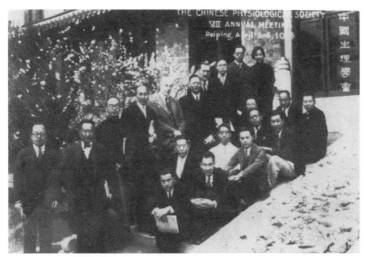

1935年中国生理学会第八届年会，前排右二为林树模

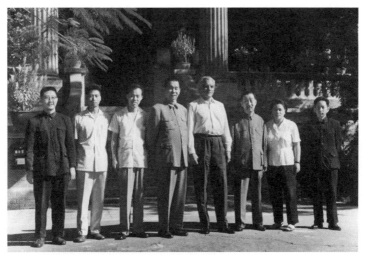

1964年11月3日，柯麟院长等与匈牙利科学院院士里沙克·卡尔曼教授合影，右三是林树模

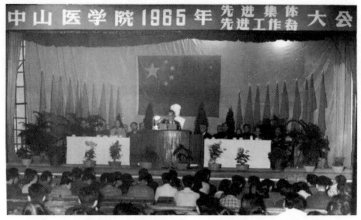

中山医学院1965年先进集体、先进工作者大会，主席台上前排左四为林树模

绍，林树模加入了中国共产党。他在《为共产主义的伟大事业贡献出自己的一切》一文中写道："我被批准加入中国共产党，是我出生以来最光荣的事情。""在实际工作中，我受到了从来没有过的教育……进一步提高了自己的政治觉悟，并且深深地体会到共产党是真正为人民的事业而奋斗的政党。"

在各个时期，林树模都积极响应党的号召，努力改造世界观。党号召医务工作者努力学习巴甫洛夫学说，林树模便深入钻研巴甫洛夫的内容和思想，并灵活应用于生理学教学上，按照巴甫洛夫学说的内容去修改生理学讲义，积极进行传播。

党号召中国人应该使用祖国的语言和文字来进行教学，林树模便率先在岭南大学医学院印发中文讲义。这对长期接受英美正规医学教育的他而言，并不是一件容易的事，在岭南医学院也是不可思议的。当时岭南医学院的教授，多为教会学校出身，绝大部分有海外留学背景，除了家乡话，就只会英语。不仅是教学科研，许多人的日常交流甚至都在使用英语。林树模此举无疑开风气之先。他觉得一名教师应该相信党和国家，听从党的号召，用各种各样的方法来使学生更好地接受科学知识，而不是根据自己的兴趣或方便。

林树模入党时已经63岁高龄，在群众当中威望极高，他积极加入中国共产党，给广大青年树立了榜样。后来，林树模当选为中共中山医学院第三、四届委员会委员，广东省第四届政协委员，如他当初所言，他一直贯彻党的政策，服从党的领导，毫无保留地为共产主义的伟大事业贡献出自己的一切。

（特别感谢林树模教授哲嗣林传骝教授、孙媳妇赵大驷女士、广东电视台危艺女士提供宝贵资料！）

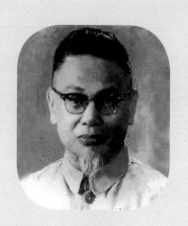

仁医
——记我国临床放射科奠基人谢志光教授

  谢志光（1899—1967），东莞东坑人，临床放射学家，我国放射学创始人之一，培养了大批放射学人才。1922年毕业于湖南长沙湘雅医学专门学校，后获美国康涅狄格大学医学博士学位。先后担任岭南大学医学院院长兼放射科主任、广州市第一人民医院放射科主任、中山医学院放射科主任、华南肿瘤医院院长等职。曾多次出国进修、访问。他在进行医疗、教学的同时，坚持从事科研，形成了一套完整的、独特的学术思想体系。他是第一个全面系统描述中国人肠结核、长骨结核的X射线征象，及首次报告原发性肺癌和肺与骨寄生虫病X射线表现的学者，创髋关节的特殊投照位置（谢氏位）。他对恶性肿瘤有过深入研究，特别是对鼻咽癌的早期诊断、临床发展规律及治疗方法有独特见解。

"仁"里面藏了一个巨大的密码,即"二人成仁"。

——于丹

谢志光先后担任岭南大学医学院院长、放射科主任兼广州市第一人民医院放射科主任、中山医学院放射科主任、华南肿瘤医院院长,先后被选为第三届全国人民代表大会代表,广州市第一、二、三届政协副主席,广东省第一、二、三届人民代表大会代表,并任中华医学会理事、中华放射学会名誉会长、全国肿瘤学会副主任委员、全国临床放射学专题委员会主任委员等职,为华南地区的临床放射学和肿瘤学播撒下第一颗种子。

谢志光有一句话经常挂在嘴边:"X光片是不会骗人的,骗人的只能是医生。"他叮嘱学生们一定要严谨,要有高度责任感,否则就是欺骗病人。1957年,他招了一位弟子叫潘国英。多年之后,潘国英回忆说,谢志光第一次见她便叮嘱说:"千里之行,始于足下。"他首先安排她在放射科接诊登记处学习,让她了解各项检查、分类和数据。三周后,谢志光突然提问:"前来做检查的病人有多少?分别是哪些检查?各占多少百分比?与上月相比有什么变化?"潘国英镇定地回答:"透视和照片人数减少了25%左右。"谢志光又问:"什么原因?"她回答道:"有一台X光机球管坏了,等待更换。"谢志光满意地说:"终有一天,你可能会当上科领导,看到统计,了解情况后,一定要抓紧修理,以免延误诊断,心里要记住病人。"听到老师严厉的表扬,潘国英舒了一口气,侥幸中又有点小得意。

三周后,谢志光突然又问:"有没有向放射科工人学习,有

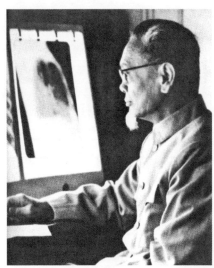

谢志光在研究肿瘤的X线诊断问题

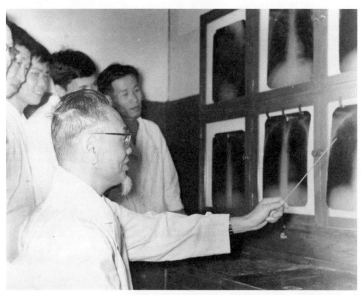

谢志光指导进修生看片

没有什么收获？"潘国英回答道："高热、肺炎的病人要卧位透视或照片，因为站位容易休克。"这回，谢志光隐藏不住笑意："一个高明的放射科医生要熟识临床，诊断才不容易出错。"砺术也在砺心，一位好医生只有不断磨砺技术，方有一颗仁心。

曾有一名患者在乳腺癌术后患侧腋窝淋巴结复发，已经不能再手术了，只能进行术后放疗。放疗结束一年半后，患者患侧淋巴性水肿，上臂以下整个手臂像象皮一样，这是常见的乳腺癌术后并发症，患者不得不终生忍受该病带来的外观异常、疲劳乏力、反复感染和上肢功能障碍的痛苦。谢志光接到会诊后，仔细研究了照射范围、剂量、时间，认为"患者作腋窝淋巴结清扫后又淋巴结复发，是随后引发象皮手的一个原因。照野过大，淋巴侧支循环重建区不足也是导致淋巴性水肿的重要原因。"他最后说："患者靠双手劳动，要尽力保住她的手，争取不截肢。"在他的努力下，这名普通的患者进行了全院会诊并请中山一院血管外科参加手术。手术后，患者的手保住了，水肿也消退了，恢复了正常的生活和工作。谢志光就这样把自己的悲悯和善良带到病人心里，洞悉和解除病人的痛苦。

人们常说"医者仁心"，何为仁？何以致仁？谢志光对"仁心仁术"一词作了良好示范。仁医所至，光照岭南。

（特别感谢谢志光教授哲嗣谢超仁先生，广东电视台周会霞女士、周頔女士提供宝贵资料！）

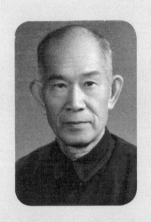

泽恩无声红杏林　光照有迹香橘井
——记我国著名病理生理学家汤泽光教授

　　汤泽光（1899—1985），广东新会人。1924年毕业于广州岭南大学，获美国纽约州立大学文学学士学位。1929年毕业于协和医学院，获美国纽约州立大学医学博士学位。1931年到广州光华医学院任教。历任岭南大学医学院院长兼博济医院院长，中山医科大学病理生理学教授、教研室主任等职。曾任中华医学会广东分会会长、中国病理学会名誉理事长，中山医学院肿瘤研究所顾问，九三学社广东省委员会顾问，广东省第三、四届政协委员。汤泽光深研医理，对医学作出不少贡献。新中国成立后，他带领病理生理教研组的人员，开展对"出血性休克在不具备输血条件下如何使机体延长存活时间"的研究，发现休克时延长可救治时间的药物，对临床防治出血性休克起到良好的作用，在朝鲜战场上抢救了大批中国人民志愿军伤员。此外，他还首次发现中药黄精具有明显的抗真菌作用，制成剂型后用于治疗皮肤真菌病有显著的疗效。

汤泽光的一生，沉默得太久。他不屑热烈，不慕赞美，把育人、救人放在第一位，以赤子之心，做着自己认为正确的事。

勤奋的镰刀会收割理想

汤泽光，生于新会，长于广州，幼嗜读而家贫。于岭南大学附中升入岭南大学后，为减轻家庭负担，汤泽光半工半读，担任中学兼课教师。每天晨曦初现，他便从康乐园上了小艇，从天字码头赶至市区的一所中学，给初中学生讲科学知识。下课后又匆匆赶船奔回岭大。24岁那年，汤泽光顺利从岭南大学毕业，转往北京协和医学院。在那里他又读了五年医学，1929年他以优异成绩获得医学博士学位，那年他30岁。在协和任两年助教后，他本

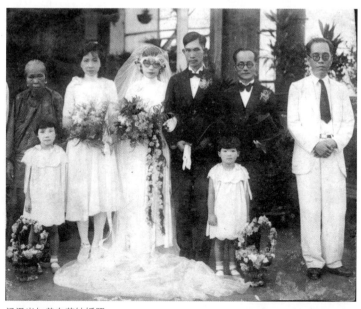

汤泽光与黄东英结婚照

来可以出国，然而出于对祖国的热爱，他的目光投向了家乡。他回到了广州，在光华医学院行医和任教。在这里，遇上了一生的良人——学生黄东英，有了终生相伴的亲密助手和伴侣。

把自己献上医学的祭台

汤泽光一生成就斐然：发现了我国首例勾端螺旋体病；首次对中药黄精进行精制提纯，成功治疗了皮肤真菌病；创建了中山医首个病生实验室；首次将数学方法应用于医学实验……但尘世加冕的背后，是超凡脱俗的牺牲：为了治疗一位流行性脑膜炎病人，在缺医少药、抗生素比金子贵的年代，他抽取了病人的血清，注入自己的脊髓腔，然后提取自己的免疫血清再注射给病人，病人得救了，他却差点丢了性命。

抗战期间，汤泽光于战火中拖儿带女举家离开城市，先后被派赴贵州安顺、陕西等地工作。襄城西村是设在陕西南部的后方医院所在地，有大量老河口一带前线送来的战伤人员及陕南各地的伤病患者。转入山高路遥的农村，交通艰险，生活困难。在日本飞机的轰炸声中，他把一家七口安置在襄城县东张寨简陋的民房里，自己则超负荷地工作。在日夜诊治伤兵、加快培训医务人员、为西北医学院学生讲授医学课程的同时，他用带来的实验器材，开始了微生物培养，研究当地流行病。药品不足，他组织土法制药。有一回，襄城流行斑疹伤寒病，这是一种传染性极强的疾病，体虱是传播媒介，由虱粪污染人皮肤破损处引起。汤泽光没日没夜巡视病房，想尽一切办法对抗疾病，终于也被传染倒下，昏迷近一个月才苏醒。他醒来的第一句话就是"疫情过去了

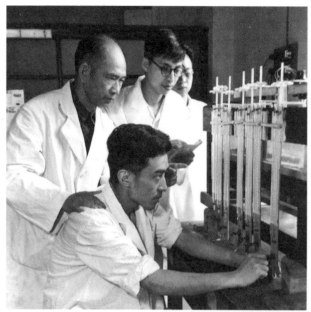

汤泽光（左一）与助手

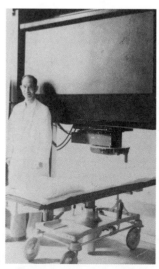

汤泽光在上课

吗？"连续卧床好几个月后，汤泽光恢复了工作，但健康难免受到了损害。

1953年，汤泽光教授对自己的工作重点作了抉择。他主动提出只参加广州各大医院的会诊，将主要的精力放在建立新教研室——华南医学院病理生理教研室上。在国内，这是未曾开垦过的处女地，挑战与困难不言而喻，而那时他已经是大名鼎鼎的内科医生，完全没必要选择一条艰难而未知的道路。但这位甘为人梯的学者，决意开拓一条更神秘、更辽阔，同时也更荒芜的实验医学之路。他认为，病理生理研究与教学，是基础医学向临床医学过渡的桥梁，用动物实验模拟疾病过程，探索病因及发病机制，是医学发展的重要基础。后来的成功证明了他的远见卓识。在他的主持下，短短数年，实验室建设不断完善，人才迅速成长，取得多项科研成果，受到国内外同行的赞许。

病生实验室刚开始筹建时，正值抗美援朝，加上社会主义建设如火如荼。汤泽光便开展了一系列实用性和理论性并重的课题。有代表性的是《在输血输液条件未备时延长失血性休克动物生存时间一些办法的研究》["Prolonggation of Survival Time in the Absence of Transfusion", *Chinese Medical Journal*, NO.77（1958）:433-441]。在集体努力下，病生实验室做了数百例动物实验，运用统计学方法，用手摇计算器做了大量的数据处理，得出了详尽的反映机体规律的定量回归式，推断出休克可救治时间，并找到在战伤、工伤情况下，输血条件未具备时延长休克可救治时间的方法和药物。当时，将数学方法应用于医学实验研究是非常罕见的，这为我国急救医学研究提供了可贵的经验。这项研究成果当时处于世界先进水平，1958年正式发表后，加拿大的生理学家即来信要求共同开展研究，许多国家同行写信索要详细资料。

汤泽光还非常重视中医药的利用和挖掘，并且乐于培养中西医结合人才。他对中药材黄精进行了精制提纯，并进行实验，证明黄精有明显的抗真菌作用，并制成相应剂型，用于治疗皮肤真菌病，取得可喜的疗效。论文发表后，苏联刊物曾加以报道。

拓荒者的世界没有"容易"二字，病生教研室成立后，汤泽光在国内率先组织编写了第一本病生教材，建立了系统的讲授与实验的教学体系。他还主持了全省的病生师资培训班，为广东各医学机构和专业队伍培养了数十名人才。他的学生、学生的学生现在大多成长为国内外知名的专家、教授。

汤泽光一生的成就繁花似锦，但他却对此云淡风轻。不愿争，也不屑争。无论是沉静碧蓝的大海，还是头顶金色的太阳，较之他辽阔璀璨的内心，都是微沫。今日的中山医学院病生教研室，已经成为一座花园、一片森林、一条河流。可我们身在荣光的彼岸，不要忘记回首当初那些挥动船桨，驾着小船驶向大海的人。

（本文得到汤泽光教授千金汤美安教授的大力支持，特此致谢！）

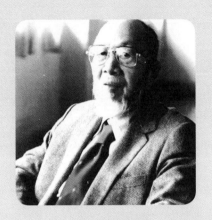

一代宗师

——记我国现代眼科学奠基人陈耀真教授

陈耀真（1899—1986），广东台山人。1927年在美国波士顿大学医学院获博士学位。1929年受聘美国霍普金斯大学威尔玛眼科研究所为研究员。1934年回国，任山东齐鲁大学医学院、四川华西大学医学院教授兼眼科主任。中华人民共和国成立后，历任岭南大学医学院、中山医学院、中国医学科学院一级教授，中山医学院附属眼科医院首任院长。中华眼科学会名誉主任委员，中国医学科学院临床医学委员会委员，卫生部科学委员会委员，中山医科大学中山眼科中心名誉主任。中国现代眼科学奠基人之一。主编中国第一本全国高等医药院校《眼科学》教材；培养中国首批眼科学研究生；1983年同夫人毛文书一起创建中国第一所眼科中心。潜心研究中国眼科医学遗产，编著了《中国眼科史》。论著收入《陈耀真教授论文集》（1985），译有《梅氏眼科学（第四版）》。1986年4月获美国视觉与眼研究会授予的"眼科特殊贡献奖"。

1986年5月5日，意大利罗马，第二十四届国际眼科大会闭幕式，国际眼科学会主席毛莫尼教授沉痛宣布：所有代表全体起立默哀。到底是哪位杰出人物，值得这个全球影响力最大的眼科学术大会如此隆重？毛莫尼教授的悼词揭开了分晓："昨天，这个世界上一颗耀眼的星星陨落了。他就是为中国的眼科事业作出非凡贡献的著名眼科学家陈耀真教授。"这也是国际眼科大会首次为一位中国眼科学家全体起立，进行默哀。

陈耀真是我国最负盛名的眼科学家和医学教育家，我国现代眼科学的奠基人之一，曾任中华医学会眼科分会名誉主任委员、中山大学眼科中心名誉主任，一级教授，一生贡献不胜枚举，在国内外享有崇高威望。

专注眼科史研究

培根说过："提倡科学，非从科学史着手不可。"陈耀真对中国眼科学的贡献不仅仅在于他在眼科人才培养、防盲治盲上的成就，还在于他进行了罕有人关注的中国眼科史研究。他以一代宗师的眼光，敏锐地察觉到研究中国眼科发展史的意义。他曾在一篇文章中这样写道："创用印刷术之人种，必赐吾人其他和平之艺技；首用火药之人类，定可贡献更新之战术；发明种痘之人民，必有更妙防治疾病之方法。"

于是，20世纪30年代，他克服连年战争、贫困及古汉语知识缺乏（陈耀真自幼接受西方文化教育）等困难，于1936年发表了回国后的第一篇论文《中国眼科之外科手术》，刊登在《中华医学杂志》（1936年第22卷）上。文中考证了中国眼科的起源："考中国眼科，发达较晚，隋代医书，始有目病。汉以前未有专门眼科之说。唐宋元明，医书所载，始有眼科；则中国眼科之发轫，当在唐宋。"

在此后的30余年间，陈耀真的研究几乎涵盖了中国古代眼科学的多个角落。他收集有关古代眼科解剖、手术、药物及眼科光学著作等方面的宝贵资料，对我国古代眼科医术，预防眼病的医学思想，著名诗人如欧阳修、陆游、杜甫等的眼病都作了详细的考据，对我国古代青光眼的治疗发展史进行了详细的扒梳，并对中外眼科发展史进行详尽比较，从而总结我国对世界眼科学发展的贡献。

如对著名诗人杜甫的研究，他运用大量资料考证出杜甫生活变迁对其健康的影响，并从杜甫的诗中得出结论：40岁时杜甫已是多病之身，从30余岁起至59岁病死，曾患糖尿病、疟疾、肺气肿、齿疾、血管硬化和眼疾等多种疾病。他说杜甫的诗歌中述及眼疾的资料很少，如果从他的眼暗和"老年花似雾中看"等诗句以及他所患的其他疾病，我们可以推测出他的眼病根源。他首次发生眼暗是在43岁患疟疾之后，"头白眼暗坐有眠"，可能因为长期患有疟疾身体抵抗力下降，眼病症状才显著。当时，杜甫已经患有糖尿病，在56岁的《耳聋》诗中又有"眼复几时暗"的诗句。现代眼科学认为，糖尿病20年的患者，有75%以上眼底发生了改变，因此推想出他的眼底有典型的糖尿病视网膜病变，且有出血和渗出物。加上他54岁的时候已经发现脚部麻痹，并逐年剧增，58岁时右臂功能丧失，可以想见杜甫患有血管硬化。并由于头部血管改变，眼底出血和渗出物增多，所以杜甫59岁看花便如在雾中。

这些诊断对眼科学以及中国古代文学文化研究有着重大意义。他在《诗人杜甫的眼病考》中写道："杜甫的诗，卓越地反映了那个时代人民的历史，也真切地歌唱出祖国壮丽的河山，实为一部忠实的史诗……杜甫后半生的遭遇，促成他的伟大同时也摧毁了他的健康。"陈耀真与其他中国学者一起为中国眼科史的研究奠定了扎实的基础，让更多人清楚了解了中国眼科学发展的脉络。正如梁启超所说："治一学而不深观其历史演进之迹，是全然蔑视时间关系，而兹学系统终末由明了。"

陈耀真如实书写了中国及世界眼科学发展的面貌，给了学生们一把打开眼科学奥秘大门的钥匙。他用无声的行动表现出不畏艰苦、不急功近利、不图虚荣、不卖弄聪明的科学家品质，感召、教育、激励着身边一大批眼科工作者跟随他走上为祖国的眼科事业拼搏的道路。

殚精竭虑培养医学人才

一位医生成才需要十年，成名又需要十年，成家还需要十年。这是一项十分艰苦的事业。作为一名接受过西方先进眼科方法训练的专家，陈耀真非常清楚培养一名好医生的艰难。为此，他制定了一套独到又行之有效的培养计划。

他从病历的书写着手，要求学生认真询问，准确书写，踏踏实实做好基础工作。新中国成立前，陈耀真讲课用英文，他强调学生也要学好外文，以阅读新的眼科资料和进行学术交流。他更强调学生要熟悉病历，这是做医生的第一步。每次带队查房时，他都要求学生不看病历准确讲解病情。

每周的读书报告会制度雷打不动，他要求全体医生无条件到场，并在读书报告会之前作好充分的准备，大家轮流主讲，不分职位、资历高低。有一次有位孙医生想请假去玩，他吞吞吐吐试探陈耀真是否让他请假，陈耀真把脸一沉："你可以去，但去了不用回来了。"孙医生便吓得再也不敢动请假去玩的念头了。

对于住院医生，陈耀真特别强调加强业余学习和理论学习。他不断启发他们学习的自觉性，而且采取一系列措施保证这个目标的实现。对于一年级的住院医生，他特别希望他们有一个良好的开端，除了安排日常医疗工作外，他还指定阅读书目，限期读完，并利用自己一切可以利用的时间进行指导。

20世纪三四十年代的医学院采取的是24小时负责制的住院医师制度。当时，陈耀真在大后方的成都存仁医院工作。存仁医院的医生都住在院内的二层小楼里，医生们从宿舍出来就可以进入病房。这样安排完全是为了医生工作的方便。因为每个住院医生都分别负责自己的病人，并对这些病人进行24小时医护。

陈耀真的家就在存仁医院后边，上班教学非常方便。为了观察年轻医生们是不是在学习、看书，陈耀真经常来到年轻医生的楼下，看看他们房间的灯是否还亮着，或冲着二楼大声喊："Dr.罗！""Dr.刘!"若听到有人回答，他就会高兴地离开。有时夜深，他发现还有医生的宿舍亮着灯，他便会走上来，轻轻推开门，看看是哪位医生学习到深夜，并从口袋里摸出一粒糖，放在他的旁边再悄悄离开，以此表达他对勤奋刻苦学生的嘉奖。

对于人才的培养，陈耀真一直有着自己独到的见解和远见卓识的气魄。早在20世纪三四十年代，陈耀真就按照中国现代眼科学发展的方向安排学生研究发展方向，并积极争取输送成绩优异的学生到发达国家的眼科医院或研究所进修，让他们长见识、开眼界，学习世界最先进的眼科技术，不断提高自己的医学水平。

1946年，孙葵书医生被选送去美国进修；

1947年，毛文书医生被选送去加拿大、美国进修；

1948年，李凤鸣医生被选送去英国进修；

1949年，纪秀香医生被选送去美国进修；

…………

他们分别根据陈耀真对眼科学发展的锐利洞察，在不同的研究方向进行学习。学成回国的，后来都成为中国眼科各专业研究方向的带头人。

1978年，恢复招收研究生的第一年，陈耀真又开了我国眼科学教育的先河。他首次招收了一名非医学院毕业的助教作为他的研究生。这名学生叫吴德正，1965年毕业于上海复旦大学生物物理专业。陈耀真专门找了她谈话，希望她在眼科学研究上，发挥交叉学科的优势，走出更宽广的路子，并指导课题总体设想，展开创造性的研究，悉心引导着这位同属生命科学范畴的另一门学科的学子，一步步进入眼科学的殿堂。最终，吴德正的《糖尿病眼部暗适应功能计算机分析》通过了医学硕士学位论文答辩。事实证明，正是由于陈耀真的远见，从眼科学角度展开的视觉生物物理研究又一次填补了空白。如今，吴德正已经成为一名在临床视功能研究和玻璃体视网膜病变、黄斑病变研究方面有卓越成就的著名眼科专家，并沿着陈耀真留下的足迹，继续培养着一代又一代眼科学工作者。

"我知道我不是他的明天，我唯一可以做的，就是把他送到彼岸。"医学生的培养是一段艰苦卓绝又辉煌壮丽的航程，要成为一名好医生，不仅仅是掌握和吸收知识技能，还包括态度、行为、价值观、信仰以及医学宗旨的学习。真正的医学教育家，都是悄无声息的摆渡人，帮助医学生们从此岸到彼岸，也许，从他们摆渡的身影中，我们也能得出成为一名好医生的奥秘。

用真诚搭起医患信任的桥梁

直至今天，人类能够彻底根治的疾病依旧非常少。在无法完全治愈疾病时，医患之间如何保持信任，相扶相携，守护相助呢？陈耀真作出了好榜样。

1943年8月，陈寅恪任教的燕京大学迁往成都。陈寅恪目力向来不佳，右眼失明已久，左眼也患有高度近视。来成都后，他不慎摔了一跤，左眼突然也看不见了。陈耀真为陈寅恪检查后诊断陈寅恪为视网膜脱离，必须尽快手术。在当时，视网膜脱落是难度极高的眼科手术，由于器械落后，战乱期间条件恶劣，手术成功率非常低。陈耀真亲自为陈寅恪施行了手术，遗憾的是，由于视网膜脱离面积大，时间久，手术效果最终未如理想。后来，陈耀真介绍陈寅恪到伦敦，希望能得到名医诊治。世界著名眼科教科书*Text-Book of Ophthalmology*的作者Duke-Elder医生给陈寅恪检查后说："陈耀真医生治不了的病，我也治不了。"陈耀真在国际上的声望可见一斑。

虽然陈寅恪的眼病治不好，但是陈耀真和陈寅恪从此却成了莫逆之交。由于梳理中国眼科发展史，陈耀真经常去请教陈寅恪，陈寅恪对陈耀真也非常热情，有问必答，两人的友谊从成都延续到了广州。他们后来同于岭南大学任教，同住康乐园，来往

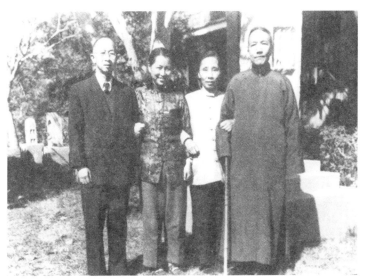

左起陈耀真、毛文书、唐笈、陈寅恪

更为密切，成为终身的知己。

　　在成都存仁医院，陈耀真接收了一个特殊的小病人。这是一个活泼可爱的小姑娘，只有两岁大，从外表看，没有什么异常。但是她的父母却忧虑地告诉医生，孩子的右眼夜间会发出白光，像猫眼一样。陈耀真当时心里一惊，仔细为小姑娘检查了眼底，发现她的右眼底长了一个巨瘤，位于鼻上侧，完全遮盖了视神经盘，瘤子的表面已经长出了新生血管。陈耀真判断，孩子是患了"视网膜神经母细胞瘤"，即眼睛里的癌症，这种病常发于幼儿，单双眼均可发病，摘除眼球手术是唯一可能根治的办法，否则便可危及生命。陈耀真如实告知了孩子的父母。孩子迅速住进了医院。住院第二天，陈耀真便为孩子做了右眼球摘除术，他还特别注意取下了一长段视神经，为的是防止癌细胞侵入神经，阻断了癌细胞扩散的可能。孩子得救了，尽管她失去了一只眼睛，却保住了宝贵的生命。由于常常来医院复诊，孩子和陈耀真成为了忘年交。治疗之余，陈耀真常常鼓励她要好好学习，成为对社会有用的人。后来，孩子考上了大学，成为北京大学物理系一名教师，一直和陈耀真保持着联系。难能可贵的是，在风雨如晦的年代，她依旧不避嫌疑，保持对陈耀真的探望，以此表达感激和敬重。

故事很小，但是医患之间建立的真诚与理解，在医患关系依旧敏感与紧张的今天，却非常值得借鉴：我们如何与患者交流，如何以患者为中心，如何让医学回归到人的本身，从而寻找回医学的生命感？答案，也许不会太远。

以勇敢的胸膛面对逆境

陈耀真是台山人，爷爷被"卖猪仔"到了美国西海岸。奶奶将"卖猪仔"的钱供陈联祥（陈耀真的父亲）读书，本以为陈联祥会参加清朝的科举考试，但是陈联祥执意寻父到了美国。他到了美国后，才得知父亲已经在几个月前不幸去世。无奈之下，陈联祥在美国打工谋生。但是一次偶然的事故中，一位白人擦枪走火，打中了他一条腿。法官判给了陈联祥一笔赔偿金，靠着这笔赔偿金，陈联祥成为哈佛大学第二位入学、第一位毕业的华人。毕业后，陈联祥拒绝了恩师的挽留，执意回到多难的祖国，并娶了一位香港望族之女为妻。陈耀真便是他们的长子。

陈耀真自幼聪敏好学，成绩优异。但不幸的是，在他17岁时，陈联祥突然病逝，他不得不辍学经营父亲留下的小小眼镜店。直到22岁那年，一位美国的本家堂叔愿意资助他赴美留学。

1927年，陈耀真以优异的成绩提前一年获得了波士顿大学的医学博士学位，并进入霍普金斯大学的威尔玛眼科研究所进行博士后研究。威尔玛眼科研究所在国际眼科学界具有广泛而深刻的影响，陈耀真的表现极为突出，按照美国医学院的规定，陈耀真在威尔玛研究所工作了五年，并担任助教，其科研水平和医术得到逐级提升，他极有希望成为高一级医教。在他朴素的人生观里，他也认为只要努力工作，刻苦钻研，学术水平高就应该得到人们的尊重。但是，研究所最终选择了另一位美国医生。这件事深深地刺痛了陈耀真，中国一天不强大，中国人就无法在世界舞台取得应有的位置。于是，他踏上了回国的航船。

1956年，陈耀真被国家高教部评为一级教授，这是新中国成立后第一次正式对知识分子进行职称和工资的评定，很大程度上是学术荣誉和学术地位的体现，反映了中国共产党对知识分子的尊重和礼遇，陈耀真真心拥护中国共产党。

但是，史无前例的"文化大革命"来了，陈耀真被打成"反动学术权威"和"特务""间谍"。他也苦闷过，也伤心过，他不理解为什么自己一心报国、专心科教还会有错？为什么求实进取、崇尚科学就成为反动？但他还是一大早就来到单位接受改造，每天拿着清洁工具扫厕所。他的学生许尚贤担心他，一天趁着无人注意，悄悄抢过老师的扫把，帮老师打扫卫生。但是陈耀真抢回来了，还劝他不要难过，告诉他："以后千万不要再来看我了，会连累你的，你虽然没有胡子，但是你有头发，他们会拔你头发。我没事，你放心，快点走吧！"这位极具智慧的老人，以多年的历练与成熟和红卫兵们周旋斗争，熬过了十年长夜，在八十高龄之际重见青天。

粉碎"四人帮"当年，他就整理发表了论文《眼部的犬弓蛔虫病》，文中科学系统地引经据典，介绍了犬弓蛔虫病的病原、传播途径、分类、症状以及检查方法，并结合当时农业学大寨、大搞爱国卫生运动的情况，特意写道："犬弓蛔虫病的防治，预防为主，避免和减少与犬类的接触，我国农村应对这种病有必要的注意。"次年，他又发表了专题研究论文《视网膜色素变性》，全面阐述了该病的临床特点、治疗方法以及200年前它在我国医学宝库中的记载，体现了承上启下、高屋建瓴的宗师气魄。在他和毛文书的带领下，1983年中山医学院创建了中山眼科中心，如今已成为世界二十大眼科中心之一。

白云苍狗，岁月无情，陈耀真老了，1986年5月4日下午2点，陈耀真走完了他多姿多彩又鞠躬尽瘁的一生。

陈耀真逝去已经30多年，他的时代已经远离，但留下的财富却一直都在。眼科的学子还在那条光辉又艰苦的大道上赶路，这是创新之路，也是传承之路。

念念不忘，必有回响。

是为一代宗师。

（本文参考了吴乐正、陈又昭主编的《光明使者》丛书，并得到陈耀真教授二千金陈又昭副教授、二女婿吴乐正教授、三千金陈之昭教授、三女婿吴中柱医生的大力支持，特此致谢！）

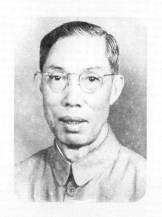

先生教我做医生
——记我国著名儿科专家钟世藩教授

　　钟世藩（1901—1987），福建厦门人。1930年毕业于协和医学院，获美国纽约州立大学医学博士学位。1946年来广州，先后任广州中央医院院长兼儿科主任，岭南大学医学院、中山医学院（今中山医科大学）儿科教授兼主任。1949年被世界卫生组织聘为医学顾问。长期担任中华医学会广东分会儿科学会主任委员，是第四届广东省政协委员。毕生从事儿科临床教学工作，在临床上解决了不少疑难危重病症问题。1932年用抗肺炎球菌血清平皿鉴定肺炎球菌型别的实验，为近代琼脂免疫扩散实验的先驱，对肺炎球菌分型鉴定方法有过贡献。20世纪50年代曾建立病毒实验室，对脑炎病毒进行研究。晚年著有《儿科疾病鉴别诊断》一书。

钟世藩教授是我国著名儿科医生、现代儿科病原学先驱、一级教授。他于1901年生于福建厦门，1930年毕业于协和医学院，历任贵阳中央医院、广州中央医院院长，1949年受聘为世界卫生组织医学顾问，20世纪50年代创办的中山医学院儿科病毒实验室，是我国最早的临床病毒实验室之一。

自1946年应岭南大学医学院院长李廷安的邀请，从贵阳中央医院来到岭南大学医学院后，钟世藩一直担任岭南儿科学领头人。他一生历尽坎坷，但始终以顽强毅力从事儿科工作，为临床医学和基础医学作出巨大贡献，而且培养出许多杰出学术人才：叶彼得、官希吉、邓少霞、胡富济、沈皆平、朱昌国……这些人后来都成为国家的宝贵财富，于钟世藩身后依旧恪守敬业、勤奋、谦逊、乐群、慈悲、内省之训，不坠宗风。

一位真正的学人会不辞劳苦将寸心所得传给他人，人类文化薪尽火传，亦有赖于此。钟世藩的学生朱昌国回忆起恩师查房时的严厉，仍然一脸恭顺敬畏，仿佛恩师音犹在耳、容犹在目。

但凡钟世藩要开始总查房时，被选中作报告的主管医生都压力极大，连夜跑图书馆查阅资料，不眠不休作发言准备，并一定挤时间亲自动手为患儿做三大常规和其他临床常用的化验室检查。虽然战战兢兢、如履薄冰，但又因为能够收获满满，而无比期待。

总查房开始后，病历和所有检查报告都要先交到钟世藩手上，医生脱稿作报告，钟世藩根据流利程度、熟悉程度打分。如果医生结结巴巴，钟世藩会马上中断查房，择日再进行。他还会冷不防提问："常规检查是否亲做？"如果医生答"是"，钟世藩会微笑赞许。如果答"不是"，他也不出声批评，因为这位医

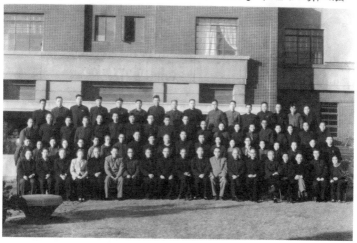

中华医学会上海分会1963年儿科学术会议

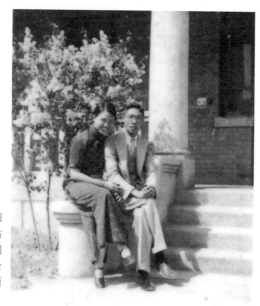

1938年钟世藩于贵阳中央医院担任院长，与结婚四年的妻子、我国护理学先驱廖月琴合影，此时钟南山尚是两岁幼儿

生已经羞红脸。如果总查房进行顺利，实习医师、住院医师、主治医师、副教授和教授都会轮流依次发言，表达不同意见。最后钟世藩再作总结，提出诊断意见和治疗建议，下次总查房再进行跟踪。

钟世藩的研究生沈皆平回忆说，1956年，一次在广东省人民医院的儿科疑难病例讨论中，听完病历报告，检查过病人之后，由各级医生发言作病例分析，最后再由钟世藩作总结。在总结中，钟世藩指出，他同意刚才一位医生（当时省人民医院实习医生朱庆麟，他并不认识）的分析意见，认为病人符合神经母细胞瘤的诊断。然后，他请省医的医生拿出《Nelson儿科学》××版，翻到××页，把这个病的诊断要点读出来。大家一听，都觉得病人的体征和书上记载的几乎一模一样，一例疑难病就这样确诊了。《Nelson儿科学》是儿科的英文权威教科书，因为又厚又重，累的时候可以枕着睡，所以大家都叫这种书"枕头书"。钟世藩来之前并不清楚事先要会诊的是什么病例，如果不是平时读得烂熟，牢记于心，怎么能够一下子连页数都记得？在场的医务人员不但学习到这个少见病，也对钟世藩的博学多才、博闻强记心悦诚服。

1962年，《老协和医学院教学工作经验初步总结》中提出了后来广为人知的"三基三严"原则，这一提法后来影响全国。"基础理论、基本知识、基本技能；严肃的态度、严格的要求、严密的方法"。但在"三基三严"提出之前，钟世藩和他那些一起毕业于协和医学院的校友，便已经将协和精神移植融合于岭南医学的教育理念、治学方法以及从医守则之中，至今仍在惠泽一代又一代杏林学子。

（感谢钟世藩教授哲嗣、中国工程院院士钟南山教授，钟世藩教授千金钟黔君女士，中山大学附属第一医院原儿科主任沈皆平教授，中山大学孙逸仙纪念医院原副院长朱昌国教授提供宝贵资料！）

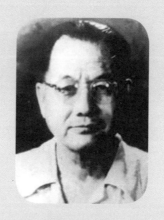

致匠人
——记我国著名病理学家秦光煜教授

秦光煜（1902—1969），江苏无锡人。1930年毕业于协和医学院，获美国纽约州立大学医学博士学位。曾任该院副教授和北京大学医学院教授；1948年到广东，历任岭南大学医学院教授兼病理科主任、中山医学院教授兼病理学教研室主任、中华病理学会广东分会副理事长。毕生从事病理学教学和研究工作，在血液病、脑瘤和麻风病理等领域有深入研究。1950年首次报告中国南方甲型脑炎病例。任第三届全国人大代表。与胡正祥合著中国第一部《病理学》专著（1951）。著有《界线类麻风内脏病变》（1962）、《网织细胞增生症或不白血性网织内皮细胞增生疾病的本质》（1964）等。

有匪君子，如切如磋，如琢如磨。

——《诗经·淇奥》

　　《诗经》里对君子美德的歌颂之一是"精雕细琢"，如果用现在的流行话语来解释的话，那便是"工匠精神"。所谓工匠精神，是精益求精、一丝不苟、一以贯之的精神。我国著名病理学家和医学教育家秦光煜，一直对自己高标准、严要求，摒弃浮躁，宁静致远。一切伟大，都是渺小的积累和幻化。

　　1902年11月20日，秦光煜生于江苏无锡。无锡秦氏是当地望族，世代书香，南宋著名词人秦观便是其先祖。关于锡山秦氏一族，研究文章浩如烟海。门风之优美，基于学业之因袭。秦光煜从小耳濡目染，秉承家族信仰，深具谦逊之美、诚实之德和坚固之质。

　　学生记得最清楚的是老师的严厉。一次，一位青年教师，上课时在黑板上写了个错别字，把"蜡样变性"写成了"腊样变性"。秦光煜在教师大会上毫不客气地指出这个错误："如果备课充分，这样的错误绝不可能出现在课堂上。作为教师，我们不容许这样的错误。"另一次，另一位青年教师因为尸解时没有取骨髓，便遭到了秦光煜的批评："血液病不取骨髓，缺乏科学根据，会影响诊断的准确性。以后不得出现类似情况！"严格要求，是成才的根本，也是对病人负责。

　　对待末学后进，秦教授言辞恳切，丝毫不留情面；对待自己，秦光煜同样严谨细致，实事求是，绝不因自己是学术权威而摆架子。曾任中山大学附属第一医院院长的肖官惠回忆说，一次课间休息，一位同学向秦光煜请教，觉得他看到过的材料和秦光煜说的有出入。秦光煜非常认真地查阅了相关材料，认为这位同学提出的疑问是对的，便在课堂上当着全班同学说："刚才你们有位同学对我提出的数据提出疑问，他的意见和观点是正确的，是我搞错了，在这里向大家更正，并对这个同学表示感谢。"当时，同学们都非常感动，因为其实大家都没有太注意这点。

《匠人精神》里，一位父亲说："哪怕你这一辈子只做一件事，哪怕是切豆腐，哪怕周围人都说你怎么只会切豆腐，哪怕你自己都不知道为什么我要切豆腐，唯一你知道的事情是我要把豆腐切好。努力做到完美，最后你会发现，就算是切豆腐这件事情背后，蕴藏的都是整个世界的道理。"病理科医生坐的是冷板凳，每天对着显微镜和各种玻片，工作重复枯燥，却是诊断学中最关键的一环，被称为"金标准"，决定着病人是否得到正确的治疗。越是艰难处，越是修心时，越需要"匠人精神"。病理教研室每年都有新教师进来。每位新教师，秦光煜都会称呼他为

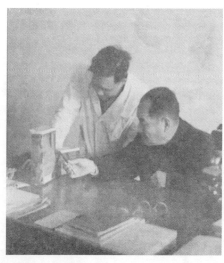

1961年，在秦光煜办公室，助手刘子君（左）向他请教病理切片

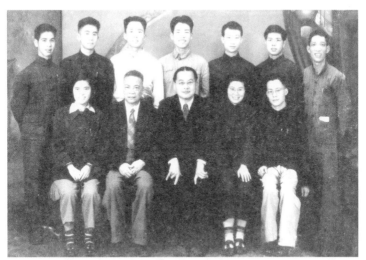

1953年3月，岭南大学医学院病理科欢送第一届高级病理师资班合影，前排左三为秦光煜

"同志"，过一段时间后，这位新教师通过实践，有了提高，秦光煜便会改称他为"医生"。新教师们听到秦光煜对自己改了称呼，便知道自己的进步得到了秦光煜的认可，秦光煜便是用这种方式默默地表达着自己对学术的庄重和忠诚。

"你须是鸣响的杯子，在鸣响中破碎。"1969年4月9日，秦光煜教授不幸去世，终年67岁，对于一位医学家而言，他还太年轻。可是，他的敬业和认真，已经成为中山医学院病理学人的精髓，成为一代又一代年轻人的"常识"，引导着他们从容独立、踏实务实，坚守着这份清寂的职业。

（本文得到秦光煜教授高足刘子君教授以及我国著名病理学家、中山大学病理教研室主任王连唐教授的支持，特此致谢！）

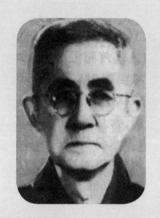

施尽风霜节　唯念报国恩
——记我国著名微生物学家白施恩教授

　　白施恩（1903—1983），福建厦门人。曾用名白格仲。1929年毕业于协和医学院，获美国纽约州立大学医学博士学位。曾赴美国进修。中华人民共和国成立后，任广州岭南大学医学院、华南医学院教授，中山医学院微生物学教授、教研室主任，中山医学院肿瘤研究所顾问。任中国微生物学会第一、第二届理事，历届广东微生物学会理事长，第一届中华医学会广东分会微生物及免疫学会主委，第四届九三学社广东省委委员，第二、三、四届广东省政协委员。1932年首创鸡蛋培养基诊断白喉杆菌的方法，被中国及世界许多实验室采用，国外命名为"白氏培养基"。主要著作有《医学细菌免疫学》（1939）、《广东地区乙型脑炎病原学探讨》（1957）、《广州市各年龄组人群血清中流感抗体测定》（1959）等。

　　1903年5月4日，白施恩出生于福建鼓浪屿。父亲是福建活版印刷创始人白登弼，1907年，便从美国（一说英国）购进一台手摇活版印刷机，开福建铅字活版印刷之先河，比上海商务印书馆还要早使用活版印刷。由于白登弼乐善好施，买地捐给教会建学校与公墓，在当地声名赫赫。可惜白登弼英年早逝，遗下三子三女。当时白施恩只有六岁。母亲吴怜悯继承夫业，拉扯了六个儿女长大，均成一时英杰。

鼓浪屿上的似锦年华

　　白施恩于鼓浪屿上长大。这是一个美丽海岛，1843年即有十几个国家进入，1902年1月10日《厦门鼓浪屿公共地界章程》签订，鼓浪屿被划为公共租界，西方国家可随意进出。在西方传教士的影响下，这里成了我国现代教育的重要发源地之一，诞生了我国第一所幼儿园。从白施恩祖父白瑞安开始，白家便开设书店，除印刷《三字经》《千字文》等启蒙读物外，还为基督教会印刷闽南语拼音的圣经和圣诗。白施恩从小在此东西方文化融汇的环境中长大，说得一口流利英语。他日后与同事进行日常生活交流和讨论时，都是使用英语。他当年就读的寻源中学，当年除按中国的传统教授汉语外，其他课程都采用美国教材。学生们在对外开放的环境中，得风气之先，因此在20世纪早期我国的现代化高等学校中占有相当的优势。1923年至1948年协和医学院毕业的180余位医学博士中，厦门籍的即有十多人，而且多数是在鼓浪屿度过青少年时代。

　　白施恩终生对故乡怀有深厚感情。他曾写信给福建省科普作家协会理事长胡善美，提供了一段宝贵的史料：

1917年酷夏，一个周日的清晨5点，鼓浪屿突然跑来了一只老虎，闯进在厦门海关任职的英国人宿舍。鼓浪屿地处海湾，有老虎是极为罕见的事。一时鼓浪屿上剑拔弩张。但之后老虎就一直不见踪影，直到下午一点半左右，一个六岁小孩透过门缝看见日光岩下基督教福音堂后一条短而窄的小巷里趴着一只"大猫"，便好奇地去告诉母亲，有一只"大猫"夹在了石缝里，要母亲赶紧去救它。孩子母亲一听，吓得全身发抖，用尽全身力气呼救，附近巡警立即赶来，合力开枪打死了老虎。警报解除了，人们走出家门，奔走相告。老虎被扛到工部局，挂吊在大门口，供人们观赏。照相馆的师傅也赶来拍了几张虎照。这就是鼓浪屿上"虎巷"的由来。由于时间久远，"虎巷"的来历已被时间湮没。但是，1980年，白施恩特地写信给胡善美，并告知自己是亲历者和目击者。胡善美当时不禁感慨道："鼎鼎大名的白施恩教授多么关爱自己的家乡呀！"

以"白喉"始，以"白喉"终

1916年，白喉病在厦门肆虐，少年白施恩亲见三名感染了白喉棒杆菌儿童的不同结局。他的两位邻居丧生，而8岁的妹妹因为及时注射了白喉抗毒素而被治愈。这给他留下非常深刻的印象。

1929年白施恩从协和医学院毕业，并同时获得美国纽约大学医学博士学位，同届毕业生还有林巧稚、汤泽光等。他毕业留校后，正好有机会从事白喉的诊断、治疗和预防工作。当时，培养白喉棒杆菌的培养基都采用吕氏（Loeffler）血清培养基。在制备过程中需要到屠宰场无菌采集血液以分离血清；放在冰盒中令其凝固，再离心分离血清并加入某些试剂，用细菌过滤器过滤后分装，再经过蒸汽灭菌和两次间歇灭菌才能制成，手续相当麻烦。白施恩想到，如果离开协和医学院到外地工作，没有这么完备的设备又没有屠宰场，就很难制备这种培养基了。他决定用培养结核菌的鸡蛋培养基来试验培养白喉杆菌，因为材料易得，制法简便。他用上述两种培养基反复进行多次对比试验，证明在鸡蛋培养基上生长的白喉棒杆菌与在吕氏培养基上生长的完全相同。1932年，他以"A simple egg medium for the cultivation of Bacillus diphtheriae"（《简易鸡蛋培养基培养白喉杆菌》）为题，在英文版《中华医学杂志》上发表了这项研究结果。这篇报告很快受到美国当时研究白喉杆菌的权威细菌学家、约翰·霍普金斯大学的Frobisher教授的注意，并于1936年在《传染病》（Infectious Disease）杂志上推荐这种鸡蛋培养基，并将其称为"白氏培养基（Pai's media）"，在美国医学院校和传染病院的细菌实验室推广使用。1945年驻德美军中曾爆发白喉，防疫人员在战后德国废墟中，面临的是饥饿，很难找到牛血清，无法制备吕氏培养基。正在束手无策时，作为美国政府代表的Frobisher教授被派往欧洲，他想到了白氏培养基，结果解决了细菌的培养问题，得以正确诊断。"白氏培养基"的创用对早期诊断白喉患者、保护儿童健康作出了巨大贡献。所以在数十年后，白氏培养基仍被收进美国微生物学会出版的《临床微生物学手册》（1970、1974、1980年版）、美国公共卫生学会出版的《细菌、真菌与寄生虫病诊断手册》，以及多种医学大辞典中。

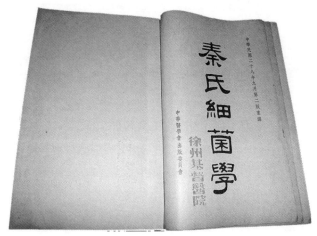

白施恩译著《秦氏细菌学》，是细菌学的经典著作，白施恩将此书重译

贵阳发生白喉流行，白施恩指导贵阳中央医院细菌检验室的技师，在两三天内制备出一批鸡蛋培养基，成功地分离培养出白喉杆菌，挽救了一大批儿童的性命。1982年5月，耄耋之年的白施恩应邀访问香港大学医学院，他的学术报告题目是"Diphtheria, then and now（白喉今昔）"，以白喉这个迹近消亡的恶性传染病为题，向香港同行讲述了自己从幼年开始，一生中抗击白喉病的经历和研究心得。从"白喉"始，以"白喉"终，他圆满地完成了一位与疾病斗争的战士的使命。

坚持科研，勇于创新

用简单的方法解决复杂的难题，尤其是在条件艰苦时创造条件开展科学研究工作，是一位优秀科学家能力的体现。1938年由于抗日战争，湘雅医学院迁至贵阳市郊，那里野鼠猖獗，经常咬死实验动物。乡间缺少铁丝铁皮，但是白施恩从湘西吊脚楼建筑得到启发，用木材建成了防鼠的悬空笼，有效地解决了学校实验动物供应困难的问题，成功地繁殖了一批又一批的家兔、豚鼠和小白鼠。除保证教学需要外，还支援其他院校和防疫部门使用。为此，美国罗氏基金会曾于1941年拨款5000美元，在该校建立了一个大型的防鼠动物饲养室，为大后方提供制备疫苗和教学科研所需的实验动物。

在20世纪30年代和40年代，白施恩在中外期刊上发表过《回归热病者血清的华氏及坎氏反应分析》《大蒜汁气杀菌试验》《简单真空干燥保菌法》等研究报告，从中也能看出白施恩一贯不为陈规所限、勇于创新的精神。

新中国成立后，白施恩在担任医学院的教学任务的同时，还担任广州流行性乙型脑炎和恙虫病立克次体研究组组长，积极指导开展广东省及广州地区的脑炎和恙虫病的防治研究，先后负责发表了有关乙型脑炎病毒的学术论文共9篇。他指导研究生和青年助教开展广州地区各年龄组人群的流行性感冒病毒抗体调查、脊髓灰质炎病毒的分离、新城鸡瘟病毒的简化空斑测定方法等研究。1976年起，他兼任中山医学院肿瘤研究所顾问教授，对广州地区鼻咽癌的发病因素提出了许多宝贵的意见，并写出《广东茶楼与鼻咽癌发病因素的联系》等论文。

锦城虽乐，不如回故土

1948年，应老同学汤泽光教授的邀请，白施恩带着全家来到广州，来到岭南大学医学院担任微生物学系主任，妻子关重华则任博济医院高级护士职业学校校长。1949年10月14日，广州解放，解放军举行入城仪式，白施恩带着儿子白萃文、女儿白萃美以及已故原岭南大学医学院院长李廷安的次子李宝健，穿上最好的衣服，像过年一样去欢迎解放军，这在当时的教授里，是非常罕有的。

1953年后，白施恩任华南医学院微生物学主任，主要指导和开展广东省和广州地区脑炎和恙虫病的防治和研究，取得了显著成绩。他培养的医学专家和人才，遍布祖国和世界各地。

白施恩一生颠沛流离、饱经风霜，抗战胜利后，他去了约翰·霍普金斯大学担任客座研究员一年，研究期结束时，他毅然拒绝美国的挽留，回到百废待兴的祖国，把高尚的爱国情操融入祖国的微生物发展事业当中。中山大学副校长、我国著名微生物学家黎孟枫对白施恩在微生物学领域作出的卓越贡献给予了高度

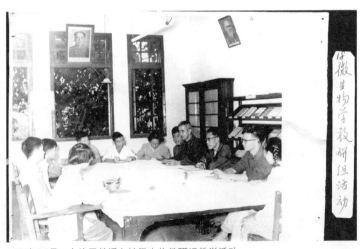

1964年10月，白施恩教授主持微生物教研组教学活动

评价："白施恩教授治学严谨、思路敏捷开阔、重视理论联系实际，为人正直、开朗、质朴，希望白施恩教授的专业精神和人格风范在中山医微生物人中一代代传承下去。"白施恩留下的精神财富，永远值得后人学习和发扬。

（本文参考了中山大学中山医学院编撰的《白施恩教授诞辰100周年纪念册》以及中科院微生物研究所青宁生先生的大作《白施恩教授——白氏培养基的主角》，并得到白施恩教授哲嗣白莘文先生、白施恩教授高足郭辉玉教授、中山大学原副校长李宝健教授的大力帮助，特此致谢！）

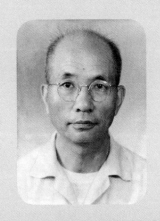

消灭血吸虫的战神
——记我国近代寄生虫学奠基人陈心陶教授

陈心陶（1904—1977），福建古田人。1925年毕业于福州协和大学生物系。1929年获美国明尼苏达州大学理学硕士学位。1931年获美国哈佛大学哲学博士学位后回国。历任岭南大学教授、广东省血吸虫病研究所所长、中山医学院教授、广东省热带病研究所所长。1930年起从事华南地区的蠕虫区系调查和并殖吸虫、异形吸虫实验生态学研究，发现"广州管圆线虫"等新种。首次证实广东为日本血吸虫病流行疫区，为广东和中国消灭血吸虫病作出重要贡献。任第三、四届全国人大代表。著有《医学寄生虫学》（1958），获1978年全国科学大会优秀著作奖；主编《中国动物志》"扁形动物门吸虫纲复殖目（一）"（1986），获1986年国家自然科学三等奖。

在我国血吸虫斗争史上，不能不提到一个重要人物——我国近代寄生虫学奠基人之一的陈心陶教授。

对今天的年轻人而言，血吸虫非常陌生，但它是新中国成立初期危害中国民众最为严重的寄生虫病，人和哺乳动物只要接触有血吸虫尾蚴（即幼虫）的疫水数秒钟，就可能染上这种病，最终致残、致死。据统计，全国当时染上血吸虫病的病人遍及江南12个省市，人数达1000万以上，并有1亿人直接受到威胁。患者以农村中的青年人占多数，劳动力受到严重影响。日本、埃及等国做了半世纪以上的防治工作，也无法取得重大进展。

新中国成立后不久，毛泽东便多次深入疫区巡视，发出了"一定要消灭血吸虫病"的号召。1951年，全国首次"血防"会议在上海召开，同年，广东省委决定成立广东省血吸虫病防治研究所。陈心陶担任所长，并在1953年至1965年间，多次受到毛泽东的亲切接见，有时一年两次，回答毛泽东关于"血防"工作的问题。1956年1月29日，毛泽东在怀仁堂举行的宴会上特地邀请陈心陶到身边用餐，勉励他为人民作出更大的贡献。毛泽东多次接见陈心陶，是对所有寄生虫病医务人员和寄生虫学工作者的鼓舞和肯定，也充分体现了陈心陶在该领域的权威地位。

早在1950年9月底，陈心陶便受广东省委委托，去破解四会县人民代表反映的当地流行神秘"大肚病"之谜。这位当时已经蜚声国际的哈佛大学博士，带领他的学生徐秉锟以及两名省卫生大队工作人员，冒着治安混乱和感染疾病的危险，自带被褥，水陆兼程，前往地处三水、四会两县交界的"六泊草塘"调查。他们晚上"席地破屋鼠为伴"，白天把小艇划进沼泽中"毒河"深处仔细查找，终于在漫水河岸茫茫芦苇下面搜寻到日本血吸虫中间宿主——钉螺，弄碎钉螺之后检验出日本血吸虫尾蚴，接着又在病人粪便中找到血吸虫卵。由此，在"血防史"上首次确认了广东也是血吸虫病流行区。

紧接着，他们沿北江而上，在正在进行"肃匪反霸"的曲江县里"夜宿樟市枪作枕"，又调查发现了粤北一带的丘陵沟渠型血吸虫病流行区。疫区病人悲惨的生活境况，荒芜凄凉的颓墙断壁，重重地捶击着陈心陶的爱国心。他断然放弃了刚从美国学到的当时属于世界前沿科学的免疫研究，毅然创建了广东省血吸虫病防治研究所，并兼任所长，全力投入到解除民众疾苦的工作中去。

血防人员对全省普查的结果十分惊人：广东有11个县流行血吸虫病，钉螺面积19万多亩，病人6万多个，病牛7000多头，疫区人民感染率达31.1%；全省有200多个村庄断绝人烟，还有许多村庄十室九空。

钉螺只有米粒般大小，星罗棋布散长在无限的水边草丛和山地沟渠中，要消灭它谈何容易？有人提议请解放军战士逐一挖捡，集中销毁；有人则开出似乎无可挑剔的"处方"：使用高效农药广泛喷洒毒杀。

作为一名战士，除了知道怎样用剑把敌人击倒，拔剑之前还要知道为什么亮剑。严谨的学风和丰富的实地考察资料，让陈心陶意识到这两种方法既不符合国情、疫情，也无法达到预期效果。有没有一种省工、省时、省钱又高效、彻底的灭螺方法呢？陈心陶和他的助手、学生们一道，夜以继日，对血吸虫病的预防、诊断、治疗进行了深入细致的探索，尤其重视对钉螺的生态学研究。反复扎实的实验室数据表明：钉螺在长期无

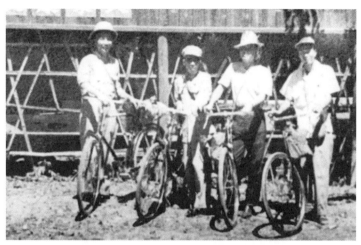

1950年，陈心陶（左一）前往"六泊草塘"调查途中

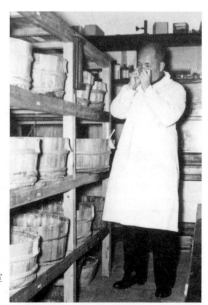

1953年，陈心陶于博济医院实验室
观察钉螺繁殖情况

水或缺氧的条件下必定死亡。曙光来了：改善生态环境将使得钉螺无法生存，而血吸虫尾蚴失去这个不可或缺的中间宿主，不就绝后了吗？

果然，设在粤北、三水的科研基地传回令人振奋的消息：按照陈心陶的思路，用结合农业生产填旧沟埋螺、开新沟灌溉作物和用野草烧螺、用水淹螺的办法，能够有效杀灭钉螺。1952年陈心陶还向省里提出：沿北江、绥江一带修筑堤围阻挡洪水，把"六泊草塘"的6万亩沼泽地变为干地，用拖拉机深犁翻埋钉螺加以消灭，然后再进行大规模垦荒种植。

这一彻底灭绝血吸虫病祸害又兼收开发农业资源之效的重大研究成果，令国际寄生虫学界惊叹赞赏。1955年秋末冬初，苏联蠕虫学家彼得列谢娃前来广州与陈心陶进行学术交流。她在考察

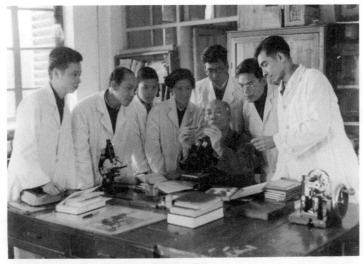

1964年11月，陈心陶教授指导年轻教师开展研究

三水、曲江等地的防治现场之后，及时向党中央和毛泽东作了汇报，高度评价了陈心陶在广东的创举。

陈心陶的正确技术路线和行之有效的除害灭病方法被决策层接受和大力推广，对全国消灭血吸虫病产生了巨大影响。广东成了在全国率先宣布消灭血吸虫病，并能把这一成果巩固下来的省份。

在人类向疾病发起冲锋的战场上，陈心陶不为名、不为利，一次又一次带领人类向血吸虫发起冲锋，堪称赫赫巍巍的消灭寄生虫的战神。

（本文参考了陈心陶教授哲嗣陈思轩教授主编的《陈心陶百年》，并得到他的大力支持，特此致谢！）

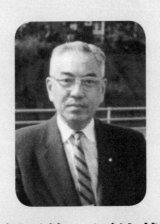

重剑无锋　厚德载物
——记我国神经精神病学奠基人程玉麐教授

　　程玉麐（1905—1993），江苏苏州人。1928年毕业于协和医学院，获美国纽约州立大学医学博士学位。1931年到德国进修，1932—1933年到美国哈佛大学进修。历任南京中央大学医学院神经精神科主任、华西大学医学院神经精神科主任、岭南大学医学院神经精神科主任等。1939年出版专著《神经病学》，为我国第一本神经病学教科书。1947年建立第一所政府开办的神经精神病院。1966年在美国创办全美最负盛名的弱智儿童中心病院。

无我相，无人相，无众生相，无寿者相。

——《金刚经》

程玉麐，1905年出生于江苏苏州，自幼聪敏过人，有过目成诵、一目十行之才。1922年，程玉麐考入北京协和医学院，1928年以优异的成绩毕业后留校任教。1928年协和医院创建神经精神科，他担任住院医师，当时科主任由著名美籍神经精神科医师伍兹担任。程玉麐医生刻苦钻研、勤勉认真，除完成科内工作任务外，有时还与魏毓麟医师一起去北平精神病疗养院（1906年由教会创建）协助工作，1931年协和医院推荐程玉麐到德国神经精神病研究院深造，师从WSpieneger教授进修神经病理学。1932—1933年程玉麐又到美国哈佛大学附属医院师从Adolf Meyer研究医学心理学，并在Maephe Canplell任神经科住院医师。

奠基中国神经精神病学

1934年程玉麐从美国返回协和医院神经精神科任副教授，还应魏毓麟院长邀请到北平精神病疗养院（1933年魏兼任该院院长）指导工作。

1936年程玉麐离开协和医院，应南京中央大学医学院邀请，任神经精神科教授及科主任。1937年抗日战争全面爆发，中央大学医学院、齐鲁大学医学院、协和医学院陆续迁至成都，联合办成四大学联合医学院。程玉麐也随中央大学西迁，担任神经精神科教授及科主任，讲授神经精神病学，包括神经解剖、神经病理、临床神经病和精神病学。程玉麐学识渊博，因材施教，授课深入浅出，生动幽默，课堂内座无虚席，许多非医学专业的学生都来旁听，当时为华西胜景之一。1939年程玉麐专著《神经病学》由商务印书馆出版，这是我国第一本神经病学教科书。

民国期间，许多精神病人流落街头，生活悲惨，既得不到良好的治疗，也带来较多社会问题。程玉麐心下不忍，多次向成都市政府卫生处要求建立一所精神病院。对这位德高望重的学者，卫生处既敬重又无奈，同意了他的要求，但是也明确表示筹建精神病院的资金必须由他自行解决。战时的学人，衣衫褴褛却气宇轩昂，雄心勃勃。程玉麐多方奔走，四处呼吁筹措，多次带领学生在坝上作报告进行爱心募捐，1943年，在成都四圣寺院内，一所简而不陋的精神病院——成都市精神病疗

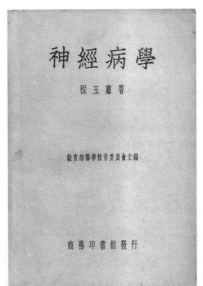

程玉麐专著《神经病学》

养院诞生了。这是第一所由中国人创办的精神病院，程玉麐的学生刘昌永担任首任院长。

疗养院规模不大，只有50张病床，但却代表着当时中国精神病治疗的最高水平。作为联合大学医学院的教学医院，程玉麐每周都带着学生去查房，进行教学示教，临床上开始用胰岛素昏迷疗法、戊四氮抽搐疗法和发热疗法等当时西方国家刚试行不久的治疗方法来医治精神病人，取得了较好的效果。那些跟着查房的学生，后来大都成了著名的神经精神病学专家，如伍正谊、王慰增、刘昌永、陶国泰、陈学诗、唐培根、洪市元等，程门的雪光，照亮了中国神经精神病学的大半个天空。

精神疾病预防胜于治疗，程玉麐深知精神病预防工作的重要性。1943年春，他与金陵女子文理学院社会学系的汤铭新教授一起合办了"儿童行为指导所"，通过对有孤僻、多动、习惯性说谎等异常表现的儿童进行心理和行为治疗，以加强精神疾病的预防和早期治疗。指导所里的工作人员，除了程玉麐等四位神经精神病学医师外，还有金陵女子文理学院社会学系教授汤铭新、助教林志玉及一些高年级学生，心理测验工作由金陵女子大学心理学系教授萧振华协助，这三方面人才的通力合作，使得该所成效显著。在1943年至1946年间，诊疗的儿童中，痊愈或显著进步的达到88%，进步的达10%，只有少数因先天原因，没有改善。由于成效显著，1944年秋，成都儿童行为指导所被划为成都基督教大学儿童福利人才训练委员会实验工作，受到美国援华会儿童福利委员会的经济协助，增添了一名专任个案工作人员作为汤铭新的助理。

1945年，抗日战争终于取得了最后的胜利。程玉麐南下广州，担任岭南大学医学院教授及博济医院神经精神科主任，在广州期间他也非常关心广州精神病院的建设和发展。

建立第一所政府开办的神经精神病院

1947年程玉麐回到南京中央大学医学院任职，创建了该院的神经精神科，担任教授、科主任。此时他向民国政府卫生署建议在南京建立一所公立的精神病院，很快得到批准。在筹措之时，程玉麐先在中央医院内位于院后的一列平房中成立专门病区收治精神病人，设床位50张，在中央医院大门增挂"卫生部南京神经精神病防治院"的院牌，程玉麐任首任院长。这里也被称为"14病区"，下设临床心理科及社会工作科。"14病区"每周召开病例讨论会，先由社会工作科的工作人员详细报告患者的社会史，包括家族史、个人史、现病史等，然后由临床心理科医生报告心理测查所见及病史诊断，然后大家展开热烈讨论，最后由程玉麐总结。患者除接受生物治疗外，还接受良好、合理和先进的心理治疗及社会治疗。

与此同时，民国政府拨款法币3亿元，按120张床位设计，在南京广州路随家仓（现南京脑科医院院址）设立的精神病院正拔地而起。上海国防医学院的伍正谊，又联系了联合国救济总署，拨发病床200张及成套物资。因此，尽管战后经济混乱，物价飞涨，加之吏治腐败，贪污成风，1947年1月新院依旧在锣鼓声中热闹开张。这是我国第一所由政府创办的神经精神病院，程玉麐任首任院长，当时有职工75人，其中卫技人员35人。

在南京神经精神病院的建立过程中，程玉麐特别注重医疗质量和人才培养，要求学生学好基本功，保证病历质量，必须使用英文书写。他重视病案讨论，诊断和治疗与国际基本相同，他还特别强调神经、精神两科协作互补的优势作用，要求每一位精神科医师均应基本掌握神经科临床知识。他注重人才培养，先后将王慰增、伍正谊、陶国泰三位医生推荐到美国留学，分别学习研究神经科、医学心理和儿童精神病的专业知识，他们学成回国后均成为我国神经精神专业中杰出的技术权威和学科带头人。

1948年，程玉麐在南京筹办了中国心理卫生协会代表大会，1949年参加了在伦敦召开的世界心理会议，以及在日内瓦召开的世界第一届心理卫生专业委员会会议。1949年，程玉麐前往台湾。

"我要把医院交给我学生的学生"

1950年，他又离台受聘至美国从医，他取得了精神科、神经科、儿童精神病的医生证书，曾任华盛顿州立精神病院及堪萨斯州立精神病院医务主任，成为国际知名的精神病学专家、神经病学专家、小儿神经精神病学专家、遗传因子缺陷和弱智的理论和临床专家。

俄亥俄州政府给予他大量经费。1966年他创办了百老汇弱智儿童中心病院，仅仅六年，该病院便享誉全美。担任院长的时候，每天上午7时他便到办公室，下午5时准时回家，6时晚餐，餐后必绕医院散步一周，医院面积宽阔，种满花草树木，每步行一周需45—60分钟，约下午7时左右他又回到院长办公室，读书或研究直至深夜。每周五晚上他都召集医院内的中国医生到办公室，作学术讨论，每人报告特殊病例、读书心得或医学的最新发展，六年如一日雷打不动。

华南医学院1954级学生陈森泉曾经深情地回忆起与程玉麐交往的点滴。一天，陈森泉陪同程玉麐散步，程玉麐忽然对他说："陈医生，明天要交法院的病人医学报告，准备好了没有？我研究了他的染色体，有一对明显有先天缺陷，这个病人的额角、鼻、下颌突出而呈尖形，他的智力残障，是遗传性染色体缺陷引起的，而不是由主控律师所说的，因医生接生时大脑缺氧损害所致的，这个病例也不同于先天愚型，此型是染色体-21的缺陷引起的，12对显神经的检查、智力报告、四肢感觉和运动情况以及精神病学的检查报告都证实了这一点。""噢，还有上周新入院的男病人，你说你怀疑他有精神分裂症，好像不对，因为我检

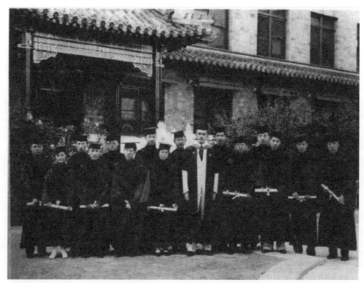

程玉麐1928年毕业于协和医学院

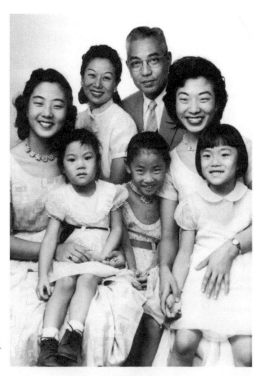

程玉麐与夫人陈美兰及
女儿

20 Aug. 1955

查过他的性染色体，发现是XYY，也就是他多了一个Y染色体，这个病人没有智力不足，但文献报告显示这类病人有犯罪倾向，很多患者有犯罪行为。这个病人是精神失常，或者患类精神分裂症，不是真正的精神分裂症患者。"就在陈森泉为程玉麐渊博的学识深深折服的时候，程玉麐突然又说："我想我退休后，不能把我费尽心血、辛苦创建的医院，交给本地医生。是的，有人批评我们的医院，说是唐人街医院。连院长、住院部主任、门诊部主任、药房主任在内，就有六位医生是中国人，还派了检查团来检查我们的漏洞和差错，结果是我们医院的成绩优异。我对他们说，是唐人街又怎么样，只要成绩好，什么街都不成问题。"他目光炯炯地望向陈森泉："我的学生黄兆开身故了，我要把这家医院交给我的中国学生，我学生的学生，你看怎么样？"陈森泉一下愣住了，他为程玉麐对祖国的爱而激动，但是他的志向却在外科，他一直都想当一名外科医生。看到陈森泉不作声，程玉麐眼里的火焰渐渐地熄灭了，这所凝聚了他晚年心血的医院，终究还是交给了美国人。

1976年程玉麐因年过七十而退休，退休后他仍多次外出讲学，用中、英文撰著出版了《临床神经病学》《动力精神病学》《儿童精神病学》等专业书籍。1972年程玉麐离开美国到中国台湾，任荣总医院神经精神病教授等。1987年，82岁高龄的程玉麐应中国心理卫生协会的邀请，到北京、西安、成都、南京等地讲学，受到国内外同道热烈欢迎。1993年6月23日，程玉麐病逝于美国。

没人走过的路格外艰辛，程玉麐揽星光淬火，借晨露煮血，一路伤痕累累，一路亲切微笑，为中国神经精神病学开辟了一条康庄大道，虽非圣贤，道德文章也是杏林楷模，不是显贵，高风亮节亦作后学表率。

（程玉麐教授为我国临床眼科学奠基人陈耀真教授的六妹夫，此文得到陈耀真教授二女儿陈又昭教授、二女婿吴乐正教授、三女儿陈之昭教授、三女婿吴中柱教授的大力支持，特此感谢！）

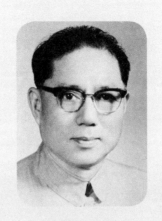

民族魂
——记我国著名内分泌内科专家周寿恺教授

　　周寿恺（1906—1970），福建厦门人。1933年毕业于协和医学院，获美国纽约州立大学医学博士学位后留校任教。1945年任上海国防医学院内科主任、教授、教育长。1950年到广州，历任岭南大学医学院教授、副院长、院长兼附属博济医院院长，华南医学院副主任委员，中山医学院副院长兼第二附属医院院长。任第一、二届广东省人大代表，第三届全国人大代表，第二届广东省政协常委。在20世纪50年代创立内分泌实验室，为华南地区开展内分泌临床和基础研究奠定了基础。出版了关于轮廓字的专题论述，对中国文字改革有帮助。

我每看运动会时，常常这样想：优胜者固然可敬，但那虽然落后而仍非跑至终点不止的竞技者和见了这样的竞技者肃然不笑的看客，乃正是中国将来的脊梁。

——鲁迅

2017年是"卢沟桥事变"80周年，"卢沟桥事变"后，中国在血泊中躺了八年，终于遍体鳞伤地站起来。民族的魂魄是一条生生不息的河流。即使风再猛，只能跌跌撞撞地向前走，中华民族也会倔强地昂起头，从所有的黑夜中，从所有的大刀下，夺回自己。我国著名内科学专家、中山医学院原副院长、一级教授周寿恺，便曾在此国家和民族存亡之际，放弃优越的生活和工作条件，义无反顾地投身于抗日救亡运动。

厦门有一条著名的老街，叫周宝巷，因周殿薰和他的兄长周殿修同榜中举而得名。1906年11月10日，周殿薰的二儿子——周寿恺出生在小巷深处一栋二层小楼里。

五年后，辛亥革命推翻了清朝统治，但紧接着开始的军阀混战，让生灵涂炭、民不聊生。乱世中的周殿薰无心仕进，一心想要教育救国，便辞官回乡，担任厦门图书馆第一任馆长和同文书院第一任华人校长，是厦门史上赫赫有名的教育家。

1925年，19岁的周寿恺从父亲掌管的同文书院毕业，周殿薰希望他子承父业，留校教书。但对于事业，周寿恺有着自己的主张。同年，他告别家人，只身前往福州协和大学读书，后来又转入北京的燕京大学读医学预科。1929年，周寿恺以优异的成绩考入协和医学院。当时，协和医学院一年的学费是一百块银圆，约等于现在的人民币3万元。周家世代书香，安贫乐道，这一百块银圆可算笔巨款了。幸亏有位邻居愿意借钱，周寿恺才得以入学读书。1933年，和周寿恺同期入学的24名学生中只有17人坚持到了毕业。周寿恺的成绩名列全班第二，顺利留校成为内科医生。

1937年7月1日，因为工作出色，周寿恺升任协和医学院内科助教，年薪2700元，是当时普通工人收入的20倍。然而，仅仅六天之后，"卢沟桥事变"爆发，北平迅速沦陷。时任协和医学院生理学系主任的林可胜决意辞职，投入抗战。林可胜是中国生理学奠基人、中国红十字会救护总队队长，曾经担任周寿恺的恩师。早在"九一八事变"后，林可胜担忧中日一战在所难免，便已在协和医学院组建救护训练队。当时，周寿恺就参与其中。这一次，周寿恺同样决定追随林可胜参加抗战，紧随其后向协和请辞。协和医学院百般挽留，却始终没能动摇周寿恺的决心。临

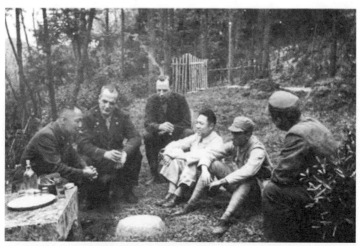

左一林可胜，左二外国医生肯德，左四周寿恺

行前，协和医学院给周寿恺去信，文中满是不舍："亲爱的周医生，我们认为你们都是人才，允许你们在离职前改变主意。假如日后局势稳定，您想回来工作，医学院会衷心欢迎您的回归。"

周寿恺长女周萼说："父亲原来就有为国家服务的想法，一定要想办法用专业知识去帮助受伤和生病的军人，使部队的战斗力更强大。"1937年11月，周寿恺在汉口加入了林可胜组织的中国红十字会救护总队，担任内科指导员。1938年10月，红十字会救护总队经长沙、祁阳迁至贵阳，最后落脚图云关，积极组织战地救护，直至抗战胜利。

一到图云关，周寿恺就迫不及待地前往医疗救护中心考察。但是，此处条件之简陋，生活之艰苦，远超其想象。士兵们的身

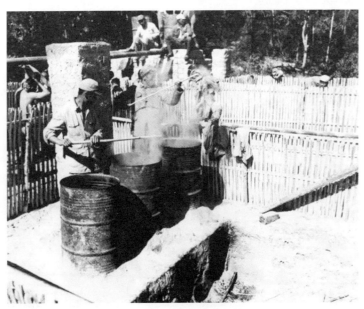

除虱子

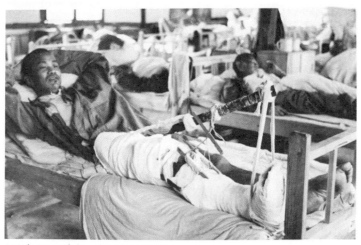

1940年至1942年间，贵阳的部队医院

上长了厚厚的泥垢，散发出阵阵臭味，体垢下长满虱子和跳蚤，再加上当时军队的卫生条件恶劣，士兵宿舍拥挤，导致斑疹伤寒、回归热、疟疾，相互传染、蔓延。周寿恺立即意识到了问题的严重，他当机立断，着手改善军营的医疗卫生环境。但是，战地条件艰苦，人员庞杂，隔离传染病人根本做不到，如何防止疾病传播呢？周寿恺想到贵州有一种大锅，底下可以支火，铁锅上再支上烤酒的木桶，木桶一蒸就有蒸气，可以进行高温消毒。于是便让生病的士兵脱下衣服——蒸煮。

　　由于条件艰苦，当时一人一桶水洗澡几乎没可能，更不要说每次彻底消毒木桶。因为共用木桶和洗澡水，士兵当中沙眼、疥疮、皮肤病蔓延。周寿恺又想了个办法，把木桶装上水，用竹子钻了孔，从水桶里面引出水来，士兵可以在底下冲洗，相当于现在的淋浴。

传染病的问题基本解决后，周寿恺开始着手为前线培养合格的医护人员。当时，中国500万抗日大军中只有不到1000名合格的军医。大多数卫生员的医学知识仅限于简单的包扎换药，很多伤兵因此由轻伤变成重伤，重伤变成不治。当时的图云关，除了驻扎着大后方最具规模的战时医疗救护中心——中国红十字会救护总队之外，还有一个特殊的机构：军政部战时卫生人员训练总所，周寿恺担任内科主任。他迅速开始了训练所的培训工作，为教学编著了防疫计划系列丛书《斑疹伤寒回归热及疥疮之防治》，手绘多幅插图，形象生动。林可胜非常欣赏，写了序后寄到香港出版。这本书不仅仅是卫训所的教材，后来还成了军民共

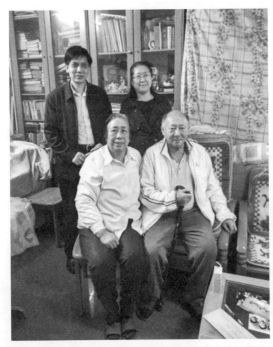

2016年3月25日，中山大学统战部副部长杨云及中山大学孙逸仙纪念医院党办主任刘东红，为周寿恺哲嗣周任和儿媳妇陈渝仙补发了抗日战争胜利七十周年纪念章

用的公共卫生手册。根据这本书，各医疗队都行动起来，建立灭虫站，在后方打响了灭虱治疥的战斗。

抗战后期，战时卫生人员训练所开设了传染科、内科、外科、解剖学等十几门课程，1943年前后已经初具规模，学科设置相当于一所普通医学院，成为动荡年代传播现代医学的阵地。1944年，卫训所正式开始招收新生，成为后来国防医学院的雏形。据统计，直到抗战胜利，战时卫生人员训练总所总共培训医护人员达到两万多人，其中将近一半人服务于前线，为培养战地医护人员作出了巨大的贡献。

2016年3月，中山大学为周寿恺后人补发了抗日战争胜利七十周年纪念章，并送上了慰问金，以纪念周寿恺在抗日战争中谱写的光荣历史及作出的杰出贡献。

（本文参考了中山大学附属第二医院所编《周寿恺百年诞辰纪念册》以及杨锡寿先生所著《回忆周寿恺主任》一文。本文得到周寿恺教授哲嗣周任先生、儿媳妇陈渝仙女士以及二千金周蔼女士的大力帮助，特此致谢！）

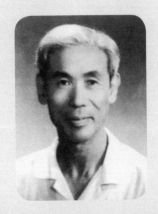

一半是诗人　一半是匠人
——记我国神经解剖学奠基人许天禄教授

　　许天禄（1906—1990），福建福州人。1936年毕业于协和医学院，获医学博士学位。曾任江西中正医学院副教授、教授。1947年到广东，历任岭南大学医学院代院长、解剖科教授兼主任，中山医学院教授兼解剖科、组织胚胎学教研室主任，广东省解剖学会理事长。著有《素膳白鼠的甲状腺细胞及组织之研究》（1940）、《血脑屏障研究的新进展》（1987）等。

我坚信情感比理智重要，要洗刷人心，并非几句道德家言所可了事，一定要从怡情养性做起，一定要于饱食暖衣、高官厚禄等等之外，别有较高尚、较纯洁的企求。要求人心净化，先要求人生美化。

——朱光潜

许天禄是我国神经解剖学奠基人之一，著名的医学教育家和神经解剖学家。1906年3月18日出生于福建闽侯的牧师家庭，小学就读于福州培元书院，中学考入福州英华书院。1936年毕业于协和医学院，获纽约大学医学博士学位，并留校任教。1941年协和医学院停办，许天禄前往上海与许汉光博士结婚，同年受聘于江西南昌国立中正医学院，创立解剖科。1947年，许天禄受聘于岭南大学医学院，任解剖科主任，并任代院长一年。1953年，三校合并后，许天禄先后任中山医学院解剖科、组胚教研室主任、教授，中山医学院校务委员会委员。1956年被国家高教部评为二级教授。

美育是最重要最基础的人生教育

在医学实践过程中，医生都会自觉或不自觉地通过审美感受、审美趣味、审美观念、审美能力和审美理想来进行劳动创造。懂得欣赏美、追求美、体现美，是医学人文教育非常重要的一部分。许天禄便是对医学生进行美育教育的高手。

所有见过许天禄的人，都被他不凡的举止、气度和谈吐所折服，对美的感知力已经浸润了他的内心，在他的生命中散发出光芒。岭南大学1950级学生、中山大学孙逸仙纪念医院原副院长邝健全回忆说："我印象最深的是教解剖的许天禄教授。他一走进来，我们大家立刻鸦雀无声。他的头发一丝不苟，穿了一套白西装，打着领结。他一边说着纯正流利的英语，一边左右开弓两手同时在黑板上板书，一只手画图，一只手写字。图和字比书上印刷的还要精美和端正，这门绝活把我们都惊呆了，我们都觉得自己身处知识的殿堂，享受着一场艺术的盛宴，同时也觉得自己领略到这门高雅的学问，也成了高雅的人。"这几乎是岭南大学医学院学生对许天禄的共同印象。

解剖学是一门难度极高又枯燥的学科，学生们普遍觉得是个难啃的硬骨头。但是许天禄的语言表达艺术极为高超，中山医科大学原党委书记卓大宏曾形容其为"雅致的、清晰的、从容不迫

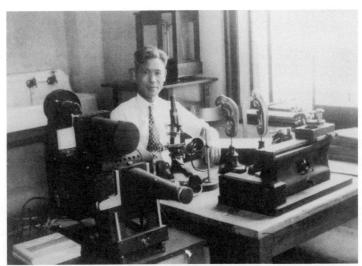

1950年许天禄在广州长堤岭南大学医学院五楼的解剖科办公室，桌上放着图片、书本、标本投影机、显微镜、胚胎模型和火棉胶切片机

而又有感染力的语言之美"。他的美不是外在的，而是内心里发出的，他把最无味的学科呈现出动人的诗意。在他那里，医学散发出精致的情趣和味道，美的大门打开了，奥秘显露出来。

许天禄对美的理解还体现在日常着装和举止上。从1947年来到岭南大学医学院，一直到新中国成立初期，三校合并成立华南医学院，许天禄上课都西装革履。笔挺的西装、夺目的领结、英俊的面孔笑傲流光，他一个人奉献出的令人印象深刻的光影瞬间，已经超越了很多学生的上课经验。对于学生来说，第一眼看见他，心里便弥漫着对于医学、对于大学的惊喜，就像一只奔跑在无边草原里的小鹿，茫然四顾中突然仰头发现了北极光。初见的高贵与优雅可以铭记一生，他带给学生的医学之美成了求学生涯中最好的礼物。上课变成了一场审美活动，他带着学生们在医学世界里遨游。学生懵懂地、被动地跟随着他来到一个神奇的世界，进而领略到医学的深意、世界的深意，并不知不觉深陷其中。后来，许天禄少穿西装了，可即使是朴素的衬衣，他穿着的色彩与形式也极为得体、整洁和调和。"朴素而天下莫能与之争美"，足见许天禄的审美是极为纯正与有品位的。

无论是绘画、音乐还是建筑设计，许天禄都有极深造诣，他的水彩工笔清艳细腻，灵气十足；他的钢琴曲高逸明亮，动人心弦。他的关门弟子李雯说，最喜欢恩师拉一种叫"锯琴"的乐器，"那低沉、嘶哑的声音如同叙述着一段不同寻常的故事。他时常回忆年轻时在协和的求学生涯，十分怀念香山的雪景，随着他那娓娓动听的描述，仿佛把我们带到雪一般纯洁的世界"。

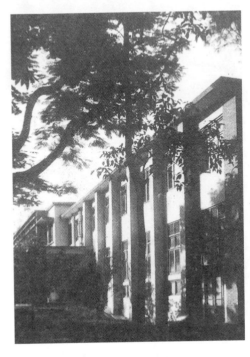

许天禄设计的原人体解剖教研楼，建成于1953年，2001年因建新教学楼而拆除。许天禄生前常常独自一人或带着教研室的教师利用课余时间修剪草坪，美化庭院，这栋大楼前的庭院花草当时为整个中山医学院之冠

　　许天禄一生最大的成就在于教书育人，他独创的"动态层次绘图教学法"，至今仍为中山医学院教学的巅峰。黑板前，他常常一手写字一手绘图。随着组织细胞出现在不同的发育阶段的不同层次，许天禄不断变换色笔，绘出颜色、深浅、层次、形状各不相同的线条和形象，同步地讲述这个发育过程动态的演变。等讲述完毕时，黑板上已现出一幅完整的、有层次感、有立体感、有动态感的教学示意图。颜色、线条、层次、形状，极为清晰又赏心悦目，再加上许天禄讲授中语言充满诗意，层层深入，逻辑缜密，又风趣幽默，引人入胜，给学生送上了一场声情并茂、视觉欣赏与听觉欣赏美妙结合的教学盛宴。在多媒体教学手段出现

前，这是开创了"前电脑时代"形态学科近乎完美的课堂讲授法。

　　毫无疑问，医学是壮美的，可是它美在哪，是什么在打动着你，吸引着你，让你获得极大的享受？许天禄对名利和物质极其淡泊，生活简单自律，直到去世都住在犀牛路的小套间里，拒绝学校给他安排的宽敞大房子。可是他把自己的学问事业当作艺术品，当作美来追求，只求满足于理想与情趣。潜移默化中他给学生们进行的美的教育，便是他交给这个世界最诚恳的作品。

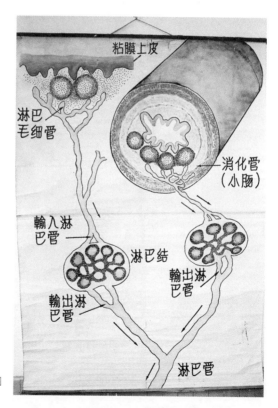

许天禄手绘肠淋巴图

一言为重百金轻

　　1947年，在江西中正医学院工作的许天禄接到岭南大学医学院院长李廷安的来信，邀请他到岭南大学医学院担任解剖学主任。许天禄与李廷安本就是协和医学院的师兄弟，岭南医学院待遇优厚，学术氛围浓厚，亦是许天禄所熟悉的英美教会大学，许天禄自然答应了。但是未几，他又收到协和医学院教务长的邀请信，邀请他回协和医学院任职。对许天禄来说，协和是他的母校，环境更熟悉，声誉更崇高，实力更雄厚，待遇也更诱人。但是许天禄没有答应，他给我国寄生虫学奠基人之一的福建老乡陈心陶去信说："协和胡教务长……请弟回母校任教，弟已应岭南之聘，即遽辞。当然为信用及人情起见，弟绝不能更改赴粤之决定。胡大夫云渠将与李廷安院长商洽让聘，弟认为此系协和院长与岭南医学院院长间之事，弟丝毫不能做主。若李院长愿意帮助协和复校，同意让聘，弟则可北上（盖母校之召亦不能不帮忙）。若李院长不能接受协和之请求，弟当然仍须践约赴粤一时。"他是把没有法律约束力的口头承诺当成具有法律约束力的"合同"来履行。而李廷安给协和医学院胡教务长去信则说："敝学院须请许天禄医师，按照预约，本学期必须来粤授课，以免困难，尚希谅解为荷。"

　　这不过是当时许天禄日常与友人交往的一件小事，但是在这些细枝末节的琐事当中，我们可以看到其为人处事之大端。

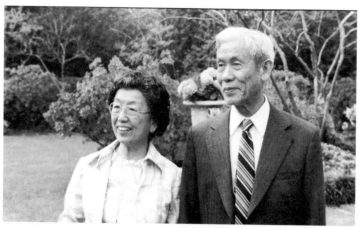

许天禄与许汉光在美国

爱情最好的模样

"我必须是你近旁的一株木棉，作为树的形象和你站在一起。根，紧握在地下；叶，相触在云里。"这是舒婷《致橡树》中的名句。对于许天禄而言，夫人许汉光就是他身边那株木棉，他们一同扎根在医学的土壤中，将对医学的信念延伸至爱情的云端，展示出了爱情最好的模样，那就是势均力敌、棋逢敌手、比肩而立、互相倾慕。

许汉光是美国儿科防治结核病的奠基人，1914年2月12日出生于福州，外曾祖父梁发是全球第一位华人牧师，1832年亲手将自己所著的《劝世良言》福音书送给前来广州应考的洪秀全。1835年，梁发协助美传教士伯驾创立中国最早的西医院——博济医院。

许汉光于1934年入读协和医学院。1941年在上海儿童医院任住院医生。同年，日军进入上海租界，许汉光只来得及收拾几件衣服、一些常用药物、一只洗脸盆和一只搪瓷杯子，便随队离开上海，去许天禄工作的江西省中正医学院任儿科主任（此时，广州亦已沦陷，岭南大学医学院学生亦在此上课）。1947年，许天禄和许汉光一同来到广州，担任岭南大学医学院教授，许天禄任医学院解剖系主任，许汉光任博济医院儿科主任。

那一年，许天禄从《中华医学杂志》中看到美国儿科研究学会设立一项奖学金，专为中国等10个亚洲国家而设，奖学金名额只有1位，竞争十分激烈。在丈夫的鼓励下，许汉光决定参与申请并最终胜出。1948年9月19日，在许天禄的祝福下，许汉光赴美，到俄州俄州的辛辛那提市儿童医院学习和研究最新的儿科学和治疗法，重点研究结核病。1950年，朝鲜战争爆发，从此，许天禄和许汉光夫妇被迫分居近30年。但是，即使分隔大洋两岸，她始终在事业上与丈夫并驾齐驱。她是美国采用新药"异烟肼"用于儿童结核预防的第一人，至今仍使全球亿万儿童受益；她是提出"控制结核病从儿童开始"理论的第一人，也是测定非结核杆菌在儿童感染和疾病中作用的先驱者。1994年，她获得美国胸科学会当年唯一的杰出成就奖，这是华裔第一位、全球第二位获此殊荣的学者。1995年，她获得贝勒医学院儿科医学教育终身成就奖。由于她对医学教育的杰出贡献，剑桥国际传记中心授予她1996—1997国际杰出妇女奖。2004年，以她名字命名的汉光国际感染性疾病研究中心在中国山东建立……

1991年，许天禄去世后，许汉光回国在中山医科大学成立了"许天禄夫妇奖教奖学金"，用于鼓励教得好的老师和学得好的学生。

烟火人间，静水深流，伟大的爱情，是两个坚毅的人，并排站在一起，看着这个酸甜苦辣、百味杂陈的人间。

（本文参考了李永宸所作的《广州中央医院首任院长李廷安请辞上海卫生局长回报桑梓》、中山医学院所编的《一代宗师 孜孜育人——纪念许天禄教授诞辰101周年纪念册》，以及顾华、洪纪勋所作的《美国著名华裔儿科专家、校友许汉光教授仙逝》，并采访了岭南医学院校友邓漪平教授、邝健全教授、古美慈教授、莫庆义医生，以及许天禄教授的关门弟子李雯教授，特此致谢！）

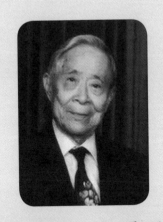

一生奉献　大爱无疆
——记我国著名外科专家司徒展教授

司徒展（1907—2001），广东开平人。1933年毕业于协和医学院，获美国州立大学医学博士学位。毕业后留校任外科大夫，大外科手术无一不精，在我国率先应用局部麻醉和鼓励病人早期下床活动。培养了我国多位普外科大专科奠基人。1948年9月始担任岭南大学医学院外科教授及博济医院外科主任。1951年2月离开广州到美国行医。后在海地建立Albert Schweitzer医院。

　　病人住院手术治疗，最盼望的是尽快康复，减轻痛苦，早日出院。帮助病人快速康复出院，已经成为外科发展的最新趋势。与老百姓认为大手术后卧床时间越长越有利于恢复元气、下床运动会影响伤口愈合的传统观念不同，加速康复外科鼓励术后早期活动，既可以促进胃肠、呼吸等功能恢复，还能预防静脉血栓形成。文献显示，"加速康复外科"的理念主要由中国工程院院士黎介寿在2007年引入中国。殊不知，60多年前，协和医学院的外科主任司徒展教授便已经率先应用局部麻醉并鼓励病人早日下床活动。

　　1907年12月6日，司徒展生于广东开平石海村，父亲司徒梓琚是一位乡村中医。开平是著名侨乡，华侨在外遭受排挤，又接触了西方文化，因此多数回国出钱出力，兴办新式学校、图书馆和报刊，期望通过改革家乡教育制度，改变国家贫穷落后面貌。司徒梓琚有五兄弟，其中四位先后去了美国，先离家的两位建立了一定的经济基础，后到的两位则接受了良好的西方教育。后来，司徒家的这四位人杰都回到开平，致力于传播科学思想和开展新式教育。

　　六岁那年，司徒展成了孤儿。由于他的叔伯们在岭南大学工作，因此，他也随之进入岭南附小就读。在华英中学度过五年的青葱岁月后，司徒展进入岭南大学医学院就读。两年后，由于广州局势不稳，司徒展北上燕京大学，开始第三年的学习，为进入协和医学院作准备。1933年，司徒展以优异的成绩，顺利从协和医学院毕业。同期毕业的有黄家驷、方先之、邓家栋、周寿恺、陈国桢等。周寿恺与陈国桢后来成了他在岭南大学医学院和博济医院的同事。

　　毕业后，司徒展留校任外科大夫，大外科手术无一不精，带过的学生均无比惊叹。他教朱洪萌（我国整形外科创始人之一）进行手烧伤后疤痕挛缩的矫治和唇腭裂修复；他教张金哲（中国工程院院士、我国小儿外科创始人之一）开展头颅外科及胸外科，特别是食管癌的手术治疗；他教吴阶平（中国科学院及中国工程院双料院士、我国泌尿外科创始人之一）进行乳腺癌根治切除术和整形植皮；他是吴英恺（中国科学院院士、我国心胸外科创始人之一）的直接上级，吴英恺患上轻度肺结核时，送他去西山福寿岭同仁疗养院疗养；他教李温仁（福建省立医院原院长，我国著名心血管外科专家）骨科截肢手术……

　　据吴阶平回忆："司徒展主任是肿瘤外科专家，他的手术做得很好……他的肿瘤治疗原则也被应用到其他病变中。当时唯一的化学制剂是磺胺类药物，许多病患者到医院治疗时多已很大，'井'字切开解决不了问题，于是开始用'痈'切除的办法治疗，效果很好，大大缩短了疗程。记得最大的一个痈占满背部，长、横都接近1市尺，切除成功，肉芽长好后即进行植皮。这种治疗当然有相当危险性，但在当时的条件下，应当说是一项重要的进展。颈部淋巴结整块切除也是司徒主任的拿手手术，所以后来我们也用此办法广泛治疗严重的颈淋巴结核病。"

　　一次司徒展路过上海，还曾经当机立断、因地制宜挽救过一位病人的性命。岭南大学上海分校国文教师曹仲良突然腹痛，时至战乱，他没住院，恰被司徒展遇见。凭借丰富的外科经验和医生的敏锐，司徒展认为必须马上进行手术。于是马上把拥挤的校舍腾空一角，权当手术室。让其他老师马上去买大型手电筒当作手术灯，为曹仲良干净利落地动了手术，及时挽救了生命。

　　在北京时，司徒展娶了著名生物学家江先群（动物遗传学家李汝祺夫人、作家冰心好友）的妹妹江尊群为妻。1948年9月，由于解放战争，司徒展应协和同门师兄李廷安邀请，偕妻儿回到家乡广东，担任博济医院外科主任及岭南大学医学院外科教授。协和护校毕业的江尊群则担任博济医院高级护士职业学校校长和医院护理部主任（在此期间创办了广州市首个供应室）。

　　1951年2月15日，司徒展及江尊群带同四个儿女离开广州前往香港，再由香港来到美国继续行医。后来，再到海地建立Albert Schweitzer医院，继续投身当地的医疗服务事业。2001年12月28日，司徒展于美国病逝。

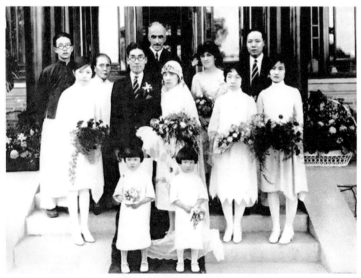

冰心和吴文藻结婚照，前排右一为江尊群

　　司徒展一生栽桃育李、救死扶伤，不分地域、不分肤色。定居美国后，但凡协和医学院和岭南医学院的学生漂洋过海来投奔，他都继续给予无私的接纳和提携，担任学习上的导师、生活上的朋友、精神上的航标，帮助他们尽快适应异国他乡。在美国和海地，司徒展都获得了崇高的社会声望，他坚持进行医学科普和开展预防医学，改变了许多当地老百姓不良的生活习惯。大爱无疆，大美无言。属于司徒展的时代虽然早已远去，但是他留下的财富一直都在：无私奉献，不求回报，做对人有好处的事，这就是医学的全部。

　　（感谢司徒展教授千金司徒晶教授提供宝贵资料！）

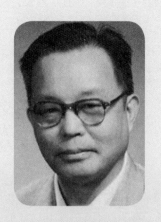

匹夫不可夺志
——记我国著名妇产科专家孙明教授

　　孙明（1907—1968），贵州贵阳人。1939年毕业于协和医学院，获美国纽约州立大学医学博士学位，为当时毕业试第一名。历任湖南醴陵宏恩医院院长，武汉陆军医院代院长，岭南大学医学院妇产科主任、副院长，中苏友好医院妇产科主任，江西省妇幼保健院院长。

　　孙明担任博济医院副院长的时间不长，从1950年到达博济医院，到1956年调往中苏友好医院，不过是五六年的时间。但这五六年的时间已经给同事、学生留下非常深刻的印象。一个言语出众、才华横溢的人，在哪里都会成为焦点。

　　孙明生于1907年，贵州人，家贫，幼失双亲，得到基督教会的资助方能读书。孤儿的内心自尊又敏感，孙明读书尤其刻苦，成绩特别优异，每每可以拿到一笔可观的奖学金，得以进一步深造。1931年，孙明成为协和医学院八年制学生，同班同学中有李淑一的妹妹。1939年，孙明从协和医学院顺利毕业。由于是毕业试状元郎，孙明获得了一笔足以让他去美国学习和生活的奖学金。但此时，北平已经沦陷。美国人开办的协和医学院只能暂时放下几张平静的书桌。出于对时局的担心，孙明回到了曾经就读过的湖南醴陵，在这里，他向一名春光般的女子交出了余生——她就是协和护校毕业生陈忍谦，后来的江西省医学会护理分会主任委员。

　　抗战胜利后，受协和老同学高景星、范乐成的邀请，孙明来到武汉陆军医院工作。命运的无情就此埋下伏笔。此时，孙明已经名动公卿，国民党多次劝说他"入党"，但知识分子向来狂狷，自以为"吃技术饭"，无须向任何政治献媚。尽管遭到多次拒绝，国民党败走台湾之际，依旧不忘这位骄傲的妇产科医生，威逼他跟随撤离。不得已，孙明只好辞职归隐。

　　1949年，孙明接到老同学、微生物学家白施恩的邀请，便于翌年带齐一家老小来到岭南医学院工作，担任了博济医院副院长。新中国成立初期，气象一新，社会面貌蓬勃向上，孙明也于1956年被评为二级教授。这大约是孙明一生中最畅快的岁月，他

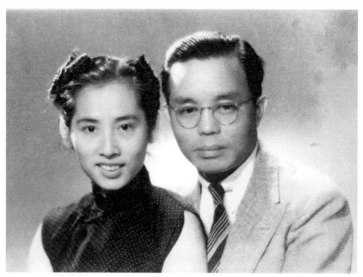

孙明、陈忍谦鹣鲽情深

多次发自内心地感谢共产党。

孙明口才极佳，教学的受欢迎程度，仅次于风度翩翩、可左右开弓的许天禄。中山医评选名师，选一人，许天禄当仁不让；如果是两人，那另一位便是孙明。因此，柯麟院长希望他能够担任中山医学院副院长，分管教学。可他偏不领情，认为行政职务太多，会耽误自己的临床和科研。为此，不惜与柯麟院长大吵一场。

1957年，中山医学院派员去北京，支援创建中苏友好医院，孙明也是其中一员。在那里，孙明发现了一个好苗子，并悉心栽培，那就是现在被誉为"中国宫腔镜之母"的夏恩兰。

1958年，国家号召支援贫困地区，孙明又调至江西，担任江西省妇幼保健院院长。当时江西农村中孕妇难产，尤其是横位造成的泌尿生殖瘘和子宫脱垂为数不少，防治工作十分迫切。孙明一方面大力培训基层妇幼保健人员，加强产前后保健工作，减少难产；另一方面亲自下乡，组织医疗队手术治疗难产后遗症。他狠抓南昌县小兰公社这个点，积极培训农村保健员，卓有成效地开展农村妇幼保健工作，使小兰公社成了全国先进典型。因此和小兰公社保健员罗桂香出席了第一届全国妇产科和妇幼保健工作代表大会，会上受到了周恩来总理的接见，小兰公社得到了卫生部领导颁发的奖状。

因难产而造成的膀胱阴道瘘，"老远就可以闻到一股难闻的尿臭味，拿厚厚的尿布垫着"。不但摧残劳动妇女的身心，也严重影响劳动。有些人遭到丈夫遗弃，被公婆驱赶出门。医者心有天籁，内坐菩萨。1964年冬初，孙明和好友毛成德各带一个医疗队下乡到修水、乐平一带进行尿瘘防治工作。当他在县医院得知还有几个病人因山高路远交通不便尚未来集中，又亲自同当地领导驱车到最边远的大山区将病人一个个接到县医院。在孙明的努力下，一大批长久浸泡在尿液中过着非人生活的农村妇女获得了新生。1965年秋，他又带队到临川县长山堰公社为农民治疗子宫脱垂。手术条件差，山区农民贫穷，他千方百计因陋就简，对一些不宜做子宫全切除的病人施行子宫腹壁悬吊术，不仅治愈疾病，而且极大地减轻了农民的经济负担。悬吊术今天已是家常便饭，但50年前却罕为人知，孙明查阅了大量外文资料才率先在中国开展。尿瘘防治工作组得到了江西省卫生厅的通报表扬，这些案例也写成论文，发表于1966年的《中华妇产科杂志》，后面还署有两位参与工作的年轻人名字，给所有参与的人留下了永久美好的记忆。

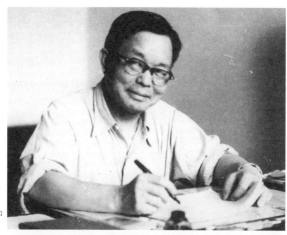

孙明教授工作中

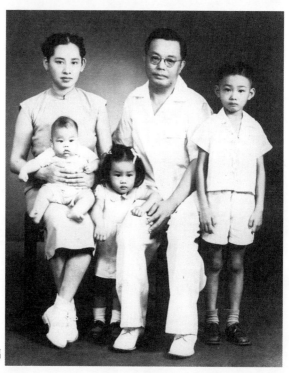

孙明教授全家福

　　1966年往后的十年，苦海沉浮，半点不由人。1968年，孙明因不甘受辱而离世。笔者今天揭开他的档案，只觉人虽然不能战胜命运，但尊严却在抗争中得到肯定，并因此不朽！

　　夕阳正西下，花木归歇处，谨以此文，向所有不改初心的读书人致敬！

　　（感谢孙明教授千金孙颖教授、江西省妇幼保健院人事科提供宝贵资料！）

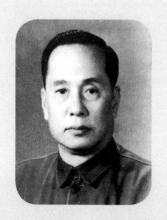

心有大我　至诚报国
——记我国著名心血管内科专家许锦世教授

　　许锦世（1906—1981），福建同安许厝人。心血管内科学家。早年赴菲律宾大学求学，1938年获该校化学学士及圣多玛氏大学医学博士学位，翌年回国参加抗日救护医疗。1946年起，先后任岭南大学医学院附属医院主治医师、讲师、副教授、副院长。1953年后，任中山医学院内科教研室副主任、第二附属医院内科主任、第三附属医院院长等职，任中华医学会广东分会心血管学会副主任委员。长期从事医学教学、医疗和科研工作。发表论文《无脉症100例综述》等20多篇。

　　每一个伟大人物的历史意义，是以他对祖国的功勋来衡量的，
他的人品是以他的爱国行为来衡量的。

——车尔尼雪夫斯基

　　"心有大我、至诚报国"，是习近平总书记对黄大年同志先
进事迹作出的重要指示，深刻阐明了爱国主义精神的丰富内涵。
爱国并不是国家给个人套上的枷锁，而是因为自己的生命而衍生
出来的一种责任和义务，是一种融入血脉和骨髓中的本能。因为
是本能，所以它无须经过允许，便刻入灵魂，在需要的时候会让
血液自发沸腾。我国著名心血管内科专家许锦世教授便是把这种
融在骨血中的爱国本能，化为理性的奋斗力量。

热血青年，投身抗战

　　1907年，许锦世出生于福建省同安县（今厦门市同安区）
民安里许厝村一个中农家庭。1915年起他就读于厦门桃源小学、
同文书院，后以优异成绩升入厦门大学本科。1924年至1927
年，正是大革命前夕，山雨欲来风满楼。1926年至1927年间，
鲁迅于厦门大学文学系及国学院执教，许锦世耳濡目染，深受先
生及当时革命思想的洗礼，渐渐成长为一名革命民主主义者。年
轻的许锦世立下了振兴中华、报效祖国的远大志向。

　　1927年8月，许锦世以优异的成绩考入菲律宾大学预科，
第二年转本科理科学院攻读化学专业，1929年毕业获化学学
士学位。1931年考入菲律宾圣多玛氏大学医学院攻读医学专

业，1937年毕业获菲律宾国家医学博士学位。1937年他参加菲律宾政府考试获准开业行医。他在圣多玛氏医学院读书时，"九一八事变"爆发了，许锦世与侨居菲律宾的广大华侨青年一道，积极投入声援祖国的运动当中。1937年，"七七事变"发生后，已于菲律宾执业的许锦世毅然抛弃优越体面的生活，响应华侨领袖陈嘉庚先生的号召，于11月启程回到祖国，开始了火热的抗日救亡。

许锦世从菲律宾回国后立即参加了中国红十字会组建的第46医疗队，担任中校医官，直接为抗战将士和难民服务。一次长沙大会战中，医疗队一位女护士在日军轰炸中受伤，住进了红十字会医院，许锦世刚好担任她的主治医生，两人就此相识了。这位名叫李宝琼的女护士曾经有过男友，是中国空军一位著名的飞行员。只是山河不相处，故人无归期。长沙大会战艰巨惨烈，这位空军战士已决意为国捐躯，在最后一次起飞前，特地把所有的积蓄留给了自己的爱人，机头一昂，冲上碧霄再也没有回来。李宝琼后来勇敢地活了下去，并继续投入到抗日战争中。莲花并蒂，凤凰于飞。1940年，她与自己的追求者许锦世在桂林结为连理，并于此后的41年，携手度过人生所有的希望与恐惧。

李宝琼出生书香门第，1937年毕业于南京中央护理学校，她的七叔是中国现代医学史上一位绕不开的重要人物——中国第一位公共卫生博士、协和医学院毕业生、美国哈佛大学公共卫生学博士、岭南大学医学院院长兼附属博济医院院长李廷安。

由于医术精湛，许锦世又被调往桂林行辕任上校军医官及在军事委员会桂林办事处医务所任军医官，并得到白崇禧将军的赏

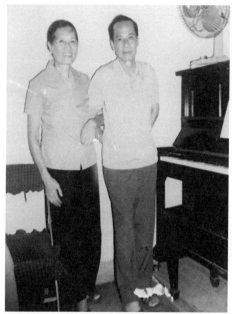

晚年的许锦世与李宝琼

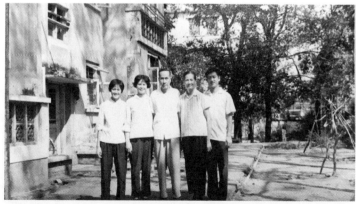

许锦世夫妇与大女儿许莉莉、二女儿许安娜、三儿子许迪生（力生）在广州竹丝村宿舍门口

识，担任其私人医官。1944年5月许锦世随着桂林大撤退向柳州和贵州独山大后方撤退，与千百万"抗战一代人"一起，坚持在抗战大后方陪都重庆、成都和贵阳等地颠沛流离，度过艰难困苦的战时生活。

1941年底太平洋战争爆发，中国战场成为世界反法西斯战争的重要组成部分。1943年"飞虎队"改组为"美国航空第14战斗机大队"，在陈纳德将军的带领下投入中国和东南亚战区，并开辟了艰苦卓绝的"驼峰战线"。1945年1月，在李廷安的推荐下，许锦世被录取为航空队的特约军医。能够帮助盟军消灭侵略者，许锦世深感自豪。他也以医术高超而受到飞行员们的敬重。一次，他在汉中与美军飞行员一起游泳，突然腿肚抽筋沉入水中。性命垂危之际，两位年轻的美军飞行员潜入深水，合力将他救起。他与同袍们的友好关系可见一斑。

1945年，在付出巨大代价后，中国终于迎来了抗日战争的最后胜利。同年底，许锦世奉命到上海参加"联合国中国善后救济总署"的工作，以救济总署上海办事处卫生专员的身份，完成自己担负的繁重任务。翌年8月，他接到时任岭南大学医学院院长李廷安的电报，挈妇将雏来到岭南，先后担任岭南大学医学院内科学讲师、医院主治医师，博济医院副院长，带领全体员工同舟共济，迎来广州解放的新曙光。

"报国是我的信仰"

由于长期在国外接受教育，许锦世的英语远比普通话娴熟流利，以至写中文都须先写下英文再慢慢翻译为中文。但这丝毫无损他对故乡对祖国的热爱与认同。1949年，时局剧变，有人劝说许锦世到台湾或香港去，但他对国民党的腐败已经有着切身体会，在内弟（一位地下党员）的影响下，他毅然留在了广州，迎接新中国。1953年后，他担任了华南医学院内科教研室副主任、华南医学院第二附属医院内科主任等职。他坚定不移地相信，此时的新中国有了一个可赞美的光明前途，他争分夺秒地追求着，希望看到祖国日新月异的进步。但是，不久，"左"的路线占了上风，许锦世过往的学习工作经历，让他受到了严厉批判。中山大学原副校长李宝健回忆说："许锦世教授在'文化大革命'中无论精神和肉体都受到十分严重的摧残。可是他在我们亲友面前从未说过他的遭遇，从未有过怨言。"

"一身报国有万死，双鬓向人重再青。"古稀之年，许锦世终于重返讲坛，为了弥补"十年动乱"期间丢失的岁月，许锦世几乎放弃了所有假期，全身心地投入了医教研工作当中。在中山医学院宿舍里，深夜里亮着的除了星星，就是他书房的灯光。晨曦中响起的除了鸡鸣，就是他那架老式英文打字机的嘀嗒声；对中青年医务工作者和学生，许锦世有问必答、有求必应、谆谆教导、诲人不倦，在同事、学生当中有口皆碑。

早在20世纪50年代初，许锦世就开展了对心电图、心音图和各种心脏病病理病因的研究和动物实验。他率先深入城乡进行高血压、冠心病的普查和防治研究，并对"心绞痛""无脉症""听诊""休克"等专题作深入研究。由于研究成果卓著，1956年，他被选为中华医学会广东分会内科学会委员和心血管学会副主任委员。多次进京参加全国性内科学、循环系统新教材的编写，在广西壮族自治区梧州和汕头等地举办学术讲座。《中山医学院诊断学循环系统新教材》和《内科学教学大纲》在医学界受到广泛好评。他在《广东医学》发表的《无脉症100例病因综述》和《心脏病和冠状动脉梗塞》科学论文在全国学术报告会汇编中发表；英文撰写的《广州成年人各类心脏病比较发病率》一文，在《中华外科杂志》（英文版）发表。他撰写的《心电图学讲义》《内科诊断学循环系统英文教材》在医学界得到广泛好评，为医学研究和发展作出了突出贡献。1978年恢复高考后，他又开始担任研究生导师，承担了多项国家科研项目的研究，确立了中山医学院在心血管内科发展史上的地位。

1978年，在柯麟力邀下，许锦世担任了中山医学院附属第三医院院长，此时，他已七十高龄。但"一万年太久，只争朝夕"，他夜以继日地工作着，担任中山医学院全英班教师、创建第一个"内科诊断学英语班"、引进外资成立"中山医学院疗养康复旅游中心"，改变中山三院面貌……1981年9月10日，许锦世突然倒下了，倒在他奉献了一辈子的中山医学院校园里，再也没有起来。

终其一生，许锦世都是祖国忠诚的儿子，而从未成为名利的情人。1941年，许锦世于桂林生下长女许莉莉，在他的悉心栽培下，许莉莉1967年毕业于中央音乐学院歌剧系，并于中央戏剧学院担任表演系教授至退休。许莉莉最喜欢献唱的歌曲是《我爱你，中国》："我爱你碧波滚滚的南海，我爱你白雪飘飘的北国……"听众们赞美说，她优美深邃的歌声超越了为自己和父亲述怀的境界，唱出了广大华侨热爱祖国的心声。

（感谢许锦世教授长女许莉莉教授、外孙女罗峥女士提供宝贵资料！）

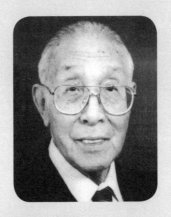

学问精处是苍生

——记我国消化内科创始人陈国桢教授

  陈国桢（1908—1997），广东顺德人。1933年毕业于协和医学院，获美国纽约州立大学医学博士学位。中山医科大学教授、博士生导师、顾问，国务院学位委员，曾任岭南医学院内科主任和博济医院副院长、中山医学院副院长、内科学教研室主任等职。在1939年赴美进修消化病和进行科学研究，先后在美国斯坦福大学、芝加哥大学的医学院学习和工作，1940年归国并首次将硬式胃镜技术带入我国，为我国消化道内镜的开展奠定了基础。1985年培养出我国第一位消化内科博士生，不断进行消化学科的研究，发表的《中医补脾活血药物防治消化性溃疡的实验和临床研究》和《十二指肠溃疡与壁细胞数的关系》等文，获得国家教委科技进步奖二等奖及广东省高校科技成果奖。

医学，是一种善良人性和友爱情感的表达。

——中国工程院院士朗景和

当一位医生，首先要善良。这善良不是刚性的道德约束，而是内心自然产生的对全世界温柔的心情。陈国桢是我国消化内科创始人之一，1980年被评为一级教授，他用坚强有力的上帝之手，抚摸每一个柔弱生命，深刻诠释了何为"苍生大医"。即使这个世界满面尘埃，也总有善良、丰富和高贵在闪闪发光。

陈国桢是广东省顺德县大良镇人，1908年6月20日出生。他自幼聪明好学。20世纪20年代，他作为侨生从越南西贡堤岸回到广州后，先后进入岭南大学附属小学、附属中学和岭南大

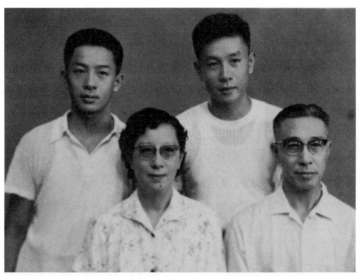

前排：陈国桢与妻子关颂姗；后排从左至右：次子陈伟达、长子陈伟光

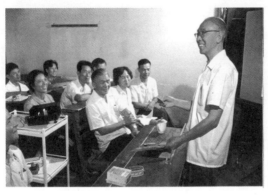

陈国桢教授为全国
消化疾病进修班学
员讲课

学预科读书。1928年，他以优异的成绩考入协和医学院，1933
年毕业后留校任教。1939年，他赴美进修消化病学和进行科学
研究，先后在斯坦福大学和芝加哥大学的医学院学习和工作。
1940年归国时，首次将硬式胃镜技术带回国内诊断胃病，为我
国消化内镜的开展奠定了基础。在此期间，他娶了协和医学院
同窗关颂韬（我国神经外科奠基人之一）的妹妹、钢琴家关颂
姗为妻。

1941年珍珠港事件爆发后，协和医学院被日军占领。陈
国桢不愿为日本人服务，便自己在家开业行医。那时的北平，
每天都有人因饥饿、疾病而丧命。但凡遇到奄奄一息的人倒在
胡同口，陈国桢都会让助手将他们抬进家中的诊所，给他们打
葡萄糖，再喂食热稀饭，等他们恢复后再送他们离开。遇到不
富裕的病人，陈国桢还会减免甚至不收取医药费。陈国桢一生
诊治过病人无数，上至王公贵胄，下至贩夫走卒，他从来一视
同仁，平等对待。他对长子陈伟光说："治好病人是医生的天
职，我们不能着眼病人的身份。……我的办公桌（放了很多高

级领导干部的病历资料），你不要翻。"

1948年，岭南大学校长陈序经北上陈宅拜访，力邀陈国桢回穗充实岭南医学院的力量。陈国桢便变卖北平的家私住宅，南下广州，从此把一生的精力都奉献给了华南地区的医学事业。

陈国桢担任了岭南医学院内科主任和博济医院副院长，那时临近解放，广州市面秩序混乱。一次，陈国桢带同长子陈伟光回博济医院，路上遇见长堤枪战。他看见看热闹的人群里有人佩带左轮手枪，马上掉头从仁济路的横门回到医院。未几，一个肺部中枪的年轻人被送进博济医院抢救，可惜尽管那时博济医院拥有整个广州最雄厚的医学力量，也没法抢救回这个年轻的生命。看到此情此景，陈国桢站在窗前，许久没有说话。

加拿大皇家内科学会院士尹浩缪曾经回忆起与恩师陈国桢的交往。1957年，尹浩缪被打成右派。接到消息后，这个年仅19岁的年轻人非常苦闷与彷徨，他来到陈国桢的办公室，回复老师，老师交给他的查找外文资料的任务并没有完成。陈国桢非常惊讶，感到不可思议，追问原因。尹浩缪终于忍不住

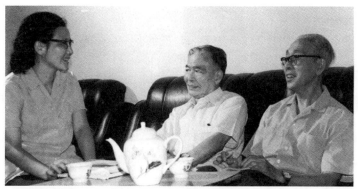

1985年，陈国桢、刘世强教授与他们培养的广东省第一位博士研究生郭福宁在一起

泪盈于睫，支支吾吾道出了实情。陈国桢生气又无奈，他把尹浩缪送至门口，紧紧握住他的手说："好孩子，不要难过，要珍惜自己，记住，你今天从这里倒下去，明天你要从这里站起来。"在那个人人惶恐避之不及的年代，这位无权无势的学者说的这句话，成了尹浩缪人生中最珍贵最温柔的慰藉，鼓舞着他，在每一个风雨飘摇日子里，咬紧牙关继续前行。

"已识乾坤大，犹怜草木青。"真正的学问，是经历过这个世界的残酷和不公后，依旧对每一个细微的生命怀有未灭的关怀与悲悯。即使春风吹不绿所有的原野，他对苍生的怜悯也依旧在默默生长、开花和结果。"文革"期间，陈国桢被关进"牛栏"隔离审查，曾经两次摔倒骨折。由于家属都不在广州，也不允许探望，只有同事许天禄偷偷让保姆送点生活必需品。陈国桢没有过半句怨言。"文革"后期，他从"牛栏"放出后，在内科门诊当住院医师，一天要看90多位病人，但他依旧兢兢业业，详细问诊，仔细检查，经手解决了很多疑难杂症。

贝多芬说："我愿证明，凡是行为高尚和善良的人，定能因之而担当患难。"在每一个艰难瞬间，陈国桢展现出的医生的善良，无关梦想，无关名利，甚至不可能带来任何回报，但那其实是我们每一个人最重要的东西。因为有了它，无论时代的风多冷，也可以保持下心头那一点热血，从而英勇又恬淡地站在生活前面。

（本文得到陈国桢教授哲嗣陈伟达教授的大力支持，特此致谢！）

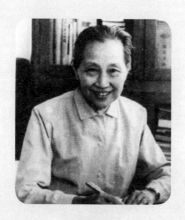

先生
——记我国著名眼科学家毛文书教授

　　毛文书（1910—1988），四川乐山人。1937年毕业于华西大学医学院，获医学博士学位，后留校任讲师、副教授。1947年先后到加拿大、美国进修。1950年回国后到广东。历任岭南大学医学院教授、中山医学院教授、眼科教研组副主任和主任、附属眼科医院副院长和院长，中国医学科学院、中山医科大学教授，中华眼科学会、中华眼科广东分会副主任委员。长期致力于白内障、眼遗传、眼流行病的研究，有较深造诣。1983年创办中国第一个集眼科教、医、研、防于一体的眼科中心——中山医学院中山眼科中心，首任主任。任第三至七届全国人大代表。主编《眼科学》一书。

中国上一辈的女性，凡出身书礼门庭，受过良好教育，德望俱重，懿范风采，老来都被称为先生……她们少年而为淑女，中年而为夫人，老来尊为先生，都是社会公认的优秀女人……一个被尊为先生的女人，经历时代的风云，阅尽世情的沧桑，多半既有中国妇女的豪门教养，也兼而有留学英美法的视野抱负。

—— 陶杰

先生者，师也，厚人伦，美教化，所以为师。毛文书是我国现代眼科学女先驱，也是我国现代眼科学奠基人陈耀真的妻子，她对医术精益求精，对工作认真负责，对病人满怀热忱，一生硕果累累，桃李满门。

示以美好，授以希望

雅斯贝尔斯曾说过："教育就是一棵树摇动另一棵树，一朵云推动另一朵云，一个灵魂唤醒另一个灵魂。"毛文书对待学生的匠心，非常朴素，却充满温情，充满了盎然的诗意。

有一年，毛文书招了一名博士生，人非常聪明，可是在毛文书看来，他有一个"毛病"。什么"毛病"？睡午觉！虽然单位规定了有午休时间，可毛文书看来，做她的弟子，就要改变这个"习惯"。

有一天，吃过午饭，这位学生照例就离开去睡觉。可是毛文书却把他叫到实验室。学生忍着浓浓的睡意来了，此时毛文书已经在实验室等候。她交代她的学生坚守岗位，继续工作。学生无法理解，这是午休时间呀，老师为何如此苛刻。

可是毛文书告诉他，人休息了，仪器可不休息，如果因为午睡而错过观察准确动态的机会，损失可就大了。

这位学生非常乖巧，尽管他还无法完全理解，还是揉了揉眼睛，点了点头。看到学生如此，毛文书笑了，对他说："要是实在坚持不住，就在桌子上趴一下，我帮你看仪器，养成了的习惯，慢慢改。"

"好的，老师，我既然能够养成睡午觉的习惯，也能养成不睡午觉的习惯。"毛文书慧眼识人，这位学生很快就克服了午睡习惯。毛文书高兴极了，她终于告诉他："我在美国和加拿大进修的时候，中午从来没有午睡，如果不改掉午睡习惯，就不能适应那里的作息制度，无法立刻进入工作状态，学业上是要吃大亏的。"

这位学生后来被派往美国留学，在那里，从上午8:30到下午6点全天工作，中午一边吃着快餐，还一边听课，一边看着幻灯片，

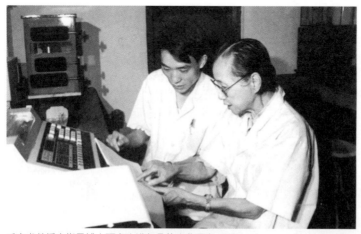

毛文书教授在指导博士研究生进行晶体生化研究

紧锣密鼓，马不停蹄。此时，他终于明白了老师的良苦用心。

毛文书招过一名女弟子，对她寄予了非常大的期望。可是，有一件事让毛文书特别担心：入学时她的年龄已经偏大了，还没有生育。现在还要经历三年的漫长时光，如果这时怀上孩子怎么办呢？休学，还是退学？这样学业可就要荒废了。

毛文书不得不找这位女弟子谈谈。老师的来意，这位女弟子一听就明白了，爽快地说："老师放心，我不会在就读期间生孩子。"毛文书叹了口气，没再说什么。

果不其然，这位女弟子直到毕业都没有生孩子，毕业后也仍然一心扑在工作上，成为毛文书的得力助手。等到她怀孕时，已经年过不惑。由于她是高龄初产，毛文书特别紧张，专门请来一位护士去照顾，一再叮嘱："一有动静，马上告诉我。"这位女弟子临盆的时候，恰巧是傍晚，护士匆匆忙忙跑到毛文书家。此时，陈耀真和毛文书的大女儿班昭的精神病又犯了。可是毛文书一听，她的女弟子可能要难产，急忙给班昭服下"冬眠灵"，带着护士就赶到著名妇产科专家郑惠国的家。郑惠国是中山医学院第二附属医院的妇产科主任，是大名鼎鼎的妇科圣手。毛文书特意请他前往坐镇。产妇难产本是常见事，科里24小时都有医生值班，请郑惠国出诊实在是杀鸡用牛刀。可是毛文书亲自来请："她是高龄产妇，头胎，年资又高，为了事业耽误到现在才要孩子。我实在担心她有闪失，太对不住了。"

也许是郑惠国亲自到来带来了好运，这位后来也成为一代宗师的女弟子，顺利剖腹产下了一个健康的女娃娃。母女平安！

毛文书一块石头落了地，此时已是深夜，毛文书拖着疲惫的双脚往家里走去，她还惦记着她可怜的班昭，"文革"期间由于父母被打倒，这个孩子惨遭羞辱，落下了精神病，再也没有治愈。

黑暗当中，你就是我的光明

1983年6月，中山医学院中山眼科中心成立时，专门设立了"防盲治盲办公室"。当时毛文书便认为，防盲并不仅仅是下乡调查，还要同时做好防盲知识和预防失明的宣传：比如农忙季节眼睛最容易受感染：收割时谷粒容易崩入眼造成损伤，随意用正在劳动的手擦眼、揉眼会造成眼睛发炎、感染甚至失明；节假日燃放鞭炮、烟花很容易造成外伤……医生不能光顾着看病，而不向群众进行防盲治盲宣传，哪怕是简单的宣传。

防盲治盲办公室单位新，人员新，缺乏经验，工作思路应该怎样，谁心里都没有谱。毛文书决定一切从调查研究出发，实事求是，理论联系实际。在"防盲办"成立的第二年，也就是1984年，她就以"防盲办"为骨干，组织医疗队到新会县，开展大面积的防盲治盲活动。在以后几年里，她每季度都派医疗队下乡，调查覆盖面积达十个县市之多，在大量调查研究的基础上，"防盲办"这个"光明指挥部"，逐渐形成自己的防盲新思路。

防盲治盲办公室开展的工作，引起了美国国立眼科研究所流行病学研究和海伦·凯勒国际防盲协会的兴趣和重视。他们派来专家小组，亲临新会县参观、调查，最后决定与中山眼科中心合作，并由他们出资，对新会县进行一次防盲治盲大普查。这便是1987—1988年新会县的防盲治盲大普查！

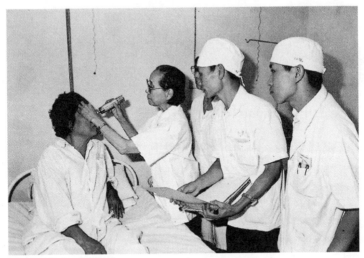
毛文书在为病人检查身体

　　这次普查规模很大，要将全县83万人一个不漏地检查一遍。所有镇、乡、村都要跑，不仅检查，凡能治疗的都要予以计划安排治疗，医疗器械同时随医疗队下乡，工作量之大，可想而知。毛文书亲自率队指挥了这次大普查。普查要作大量准备工作，最重要的是举办普查培训班，每个村都要有一名乡村医生接受培训，然后由乡村医生逐户逐人进行检查，对查有眼疾者，再由眼科医生复核并登记，而后进行治疗。

　　毛文书白天率队在乡村检查，晚上回到住地，不顾疲劳，又逐张逐张地翻阅检查登记卡，卡上登记有姓名、性别、年龄、疾病等类别项目。她审阅得非常仔细而且认真。地址填写得不完整的，第二天必须重新填写，方便日后跟踪随访；病人有无光感、光感方向也必须注明，因为这决定着病人是否需要手术……"我们不能为普查而普查，查出来的病人，不仅要治疗，还要力求治好，查出有问题的，要再治疗。"

毛文书的要求繁重而琐碎，有些同志颇有微词："这都是小事，何必这么计较？"可毛文书不这么认为："小事不能小为，不能由于我们的一点疏忽而断送一个人的光明。"

这次大普查共查人数83,2288人，其中盲人1954名。经过此次大普查，新会县很多眼疾患者都得到治疗，其中白内障手术占30.3%。

新会县防盲治盲大普查的做法和经验，受到了国际卫生组织的赞扬，国际防盲机构还将他们的经验制作成录像带，予以传播。

揭开中国眼科对外交流的幕布

奥比斯眼科飞行医院是世界唯一的流动飞机眼科医院。"奥比斯（ORBIS）"在拉丁文中含有地球、眼的意思。它由一架DC-10型飞机改装而成，内部设有预检室、检查室、微型手术室、护理室等手术设备，既可施行手术又可进行示范教学，并通过双向通讯设备，直接与示范医生进行问答。它的总部设在纽约，配备了从美国及其他地区选出的一批拥有高级技术的医生、护士、工程师、机师、影视制作人员等为随机人员，到达目的地后，当地的医护人员可以在飞机内互相交流医学知识，以提升救治失明的技术和水平。这架飞机于1981年5月初定制于美国休斯敦，1982年开始飞行。

奥比斯飞行医院计划开始运行后，美国眼科专家派顿给陈耀真来信，介绍了有关奥比斯飞行医院的情况。派顿的父亲也是眼科专家，是陈耀真的好朋友，他在信中表示，如果有机会的话，飞行医院渴望来访中国，开始一段光明之旅。这当然是一次求之不得的学术交流机会，对于提高我国眼科水平、促进眼科事业的发展有莫大的裨益。陈耀真和毛文书激动不已，决定马上向有关部门申请邀请"奥比斯"访华事宜。可当时刚刚开始改革开放，外国的飞机踏上中国领土一事，仿佛在深潭里投下一颗重磅炸弹，各种声音此起彼伏。毛文书顶住重重压力，说服中山医学院的众人让她去找"有关部门"批准此事。她向当时的人大委员长叶剑英元帅进行汇报。叶帅详细听取了毛文书关于奥比斯飞行医院的情况介绍后，给予了确切答复：支持奥比斯飞行医院来访！

1982年9月21日至10月8日，奥比斯飞行医院停在了广州白

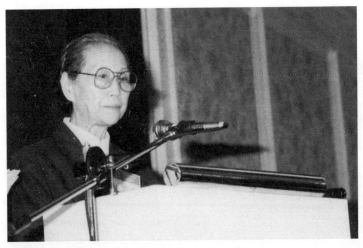

毛文书教授在国际眼科会议上致开幕词

云机场，开始了他们在中国的首次旅途。前来观摩学习的全国各大医院眼科主任、副主任和医师共120多名，他们还带来了自己的病人。飞行医院医生的技术和先进的仪器让众人大开眼界。例如，当时不少国家已经通过实施人工晶状体植入来治疗白内障，而我国尚还停留在囊内摘除晶状体术的阶段，即通过切开角巩膜缘，取出浑浊的全晶状体。这样虽然拿掉了障碍物，但眼球里缺少了晶状体这一必不可少的结构，犹如照相机拿掉了镜头，病人视物依旧不清楚，不得不配上近1300度的眼镜。而换上人工晶状体后，病人术后无须配镜，视物如初。国内也曾探索过人工晶状体的植入，但对人体内植入人工物体依旧存在诸多顾虑。"奥比斯"的到来，使得过去仅在杂志上了解到的新技术变为亲眼所见、亲身体验，大大推动了我国眼科界对这项新技术的应用推广，提高了我国眼科的临床和教学水平。

奥比斯飞行医院的眼科专家们在中国的工作不仅仅限于学术讨论，他们还主动要求到新会进行参观和考察，了解当地的防盲致盲情况，对新会开展的地毯式搜索的防盲治盲工作给予了高度评价，并制成录像带带往各国传播，这无疑提升了我国眼科在国际上的地位和声望。

奥比斯飞行医院的访华，意义远远超过医学本身，它也是中国向世界发出改革开放的一声鸣笛，回音嘹亮，余波荡漾。现在奥比斯飞行医院已经成为中国人民的常客，30多年间多次访华，为中国数百名眼疾患者进行手术，培训了上千名中国眼科医生，并多次开展学术交流活动。1999年，"奥比斯"在中国成立了常设办公室，为在农村地区特别是贫困偏远的少数民族地区，建立和完善眼保健服务和医疗系统作出了突出贡献。

精彩，才刚刚启幕。

（本文主要参考了吴乐正、陈又昭主编《光明使者》一书，特别感谢毛文书教授二千金陈又昭副教授、二女婿吴乐正教授、三千金陈之昭教授、三女婿吴中柱医生！）

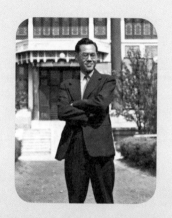

营养学界的神雕侠侣
——记我国现代营养学奠基人许鹏程、龚兰真教授

　　许鹏程（1911—1976），福建福州人。1933年毕业于燕京大学化学系。1935年在燕京大学获得硕士学位，1947—1951年应联合国粮农组织聘请，在该组织的华盛顿特区营养组工作，负责亚洲地区的营养事务。1951年偕夫人龚兰真回国，历任岭南大学医学院、中山医学院生物化学教授，主持生化教学及实验室建设。1959年起培养生化研究生，主持翻译了《实用生物化学》专著，对我国华南地区的生化教育和营养研究作出了重要贡献。研究领域涉及膳食调查和评价，食物的生理价值，氮、磷、钙代谢，食物B族维生素及氨基酸分析，维生素B1、B2及C的需要量等，发表研究论文30多篇。

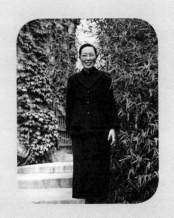

　　龚兰真（1904—1992），上海人。1926—1927年在北京燕京大学学习，1927—1930年在美国俄勒冈州立大学学习，获学士学位，1931年在纽约哥伦比亚大学获硕士学位，1932年获博士学位，1940—1947年先后在燕京大学及上海圣约翰大学任教授；1947—1951年任美国农业部营养组织研究员。1951年回国，历任岭南大学医学院、中山医学院生物化学教授。毕生从事营养研究及生化教学工作，对青少年及儿童的氮、磷、钙代谢有较全面的研究，在基础代谢及孕妇营养、核黄素测定、膳食营养和华南食物蛋白质生理价值方面亦作了出贡献。1959年起与许鹏程一起培养研究生，为我国培养出一批营养学科带头人，发表研究论文多篇，与许鹏程一起主持翻译了《实用生物化学》。

我能教给你的，是做人和做学问的基本原则，让你成为一个尊重知识、热爱真理的人。在学术领域，你必须不为任何利益撒谎，只说真话，且对自己说的每一句话负责任；你必须脚踏实地，一步一步去寻找未知，没有捷径可走；你还必须知道自己的局限和无知，把你个人的角度和判断低低地放在"公正"之下，这样，你才能开始做学问。

——美国克瑞顿大学哲学教授袁劲梅

许鹏程，二级教授，1911年出生于福建福州，1933年毕业于燕京大学化学系。毕业后留校任助教及攻读硕士学位，在此期间娶燕京大学化学系及家政系教授、家政系主任、恩师龚兰真为妻。燕京大学校长司徒雷登亲自为二人主婚。1939年，许鹏程赴康奈尔大学攻读营养学博士，1942年获博士学位后于芝加哥大学任教，1945年回国，先后任成都和北京的燕京大学教授。1947年，应联合国粮农组织的邀请，许鹏程偕龚兰真同赴美国，许鹏程任联合国东南亚营养专员，常至缅甸、泰国、印度等地考察并指导工作。旧中国国际地位低下，许鹏程能够受聘于联合国并作为指导工作的专员，足见学术造诣已深得国际认可。这是中国人的骄傲！此时，龚兰真亦于美国农业部任营养学研究员直至1951年。

新中国成立后万象更新，1951年，在好友许天禄的极力邀请下，许鹏程偕龚兰真回国，受聘于岭南大学医学院，任生理学教授。1953年院系调整后，岭南大学医学院和中山大学医学院合并成立华南医学院，并独立设立生化教研室，许鹏程担任教研室主任直至1976年逝世。任职期间，生化教研室从零开始，成长为全国数一数二的科室。

龚兰真，二级教授，我国早期知名营养学家，1904年出生于上海，1926年入燕京大学化学系学习，次年赴美，于俄勒冈州大学继续学业，并于1930年获学士学位。1932年龚兰真获康奈尔大学博士学位后回国，于1933年至1935年任燕京大学化学系及家政系教授，讲授饮食与营养学，并于1934年任家政系主任。当时燕京大学化学系教授窦维廉是世界知名的营养学专家，主要从事生化营养研究，龚兰真是其得力助手之一。1939年，龚兰真再度赴美，任密西根州儿童营养研究所研究员。次年回国，先在

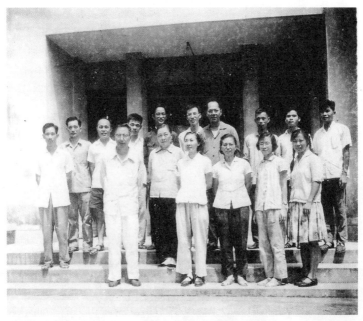

许鹏程、龚兰真教授与教研组老师在生理生化教研组前合影

燕京大学，后在上海圣约翰大学任教。龚兰真一生桃李满天下，我国知名生化学家曹天钦、叶惠兰、许鹏程、徐铃等都是其弟子，今华南地区营养学半壁江山亦出自龚许二门。1953年后，龚兰真与许鹏程一同主持生化教研室工作，直至1976年退休。

主要贡献

1952年开始，我国仿照苏联教育模式，统一使用苏联教材。长期奋斗在教学第一线、承担了大部分讲课任务的许鹏程立刻敏锐地发现了这套教材的不足，组织了整个生化教研室，根据我国国情，自行编写了三册与国际学科发展相适应的生化教材。这套教材经过多次修订，一直沿用到"文革"前，并提供给好几家兄弟院校当作教材使用。同时，他还组织主译了好几本大型生化参考书及专著。在当时参考书奇缺的情况下，对提高学生的学习能力和综合素质，推动学科发展，起到了非常重要的作用。

许鹏程的主要精力在于营养学研究，涉及食物调查和评价，食物的生理价值，氮、磷、钙代谢，食物的维生素B族及必需氨基酸的分析以及维生素B_1、B_2及C的需要量等等。发表的论文共有30多篇，其中全文发表的有数十篇，以会议摘要形式发表的有19篇，散见于《中国生理学杂志》《中国化学会志》《中华医学杂志》及《中山医学院的科学讨论会研究报告摘要（1957—1962）》等刊物。而龚兰真的研究重点在儿童及孕妇营养，主要关于氮、钙、磷、B族维生素以及氨基酸平衡、失衡等当时营养学上的关键问题。她的另一个主要贡献在于人才培养。1958—1965年，她和许鹏程主持了多期全国生化师资进修班，招收了多批研究生。

周详的华南营养调查

许鹏程、龚兰真的华南营养研究计划非常周详。他们首先对广东地区城市及农村的大、中、小学及孤儿院进行营养调查，其次对广东农村如兴宁县、梅县、电白县及粤北煤铁矿区进行营养调查。他们发现广东地区的营养缺乏主要在于维生素B_1、B_2、C和钙缺乏，加上蛋白质的质量欠佳。为此，他们针对性地进行维生素B_1、B_2、C需要量的研究，孕妇及儿童钙、磷、氮代谢的研究，以及食物核黄素、氨基酸含量分析等等。对广东地区由于单纯进食同一种食物充饥而引起的木薯中毒、荔枝病、蚕豆病和菠萝中毒等问题，他们进行了对策性研究，1962年又进行了小肠大量切除后对食物消化吸收的研究，还和皮肤科李松初、眼科孙信孚合作进行了一些营养性疾病研究。许鹏程、龚兰真全都亲力亲为，与学生一道到学校、农村、矿区实地调查。特别值得一提的是，许鹏程、龚兰真特别关注孤儿院的营养研究，关心孤儿疾苦，显示出医学家高贵的良善。

"三预"计划培养营养学接班人

许鹏程和龚兰真对年青老师的培养非常严格。他们规定，年青老师带学生实验前，必须自己亲自预做一次，积累经验才能带学生做，特别是一些特殊技术，如小白兔心脏及耳朵取血，要一针见血。年青老师讲课时必须预讲，但凡三四年教学经验的老师，都要选一章书进行预讲，全体老师当评委，提出改进意见，包括在讲课中使用的挂图、黑板、开场白、结束语、讲课时的姿势、声调、掌握重点难点等等。有些老师预讲了三四次才通过，

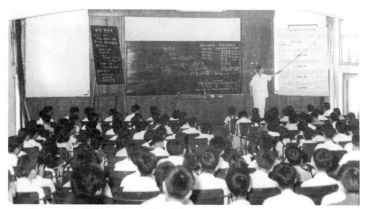

1964年10月，许鹏程教授在讲授生物化学课

才可以向学生授课。预讲制度对提高教学质量及年青教师教学信心起到非常大的帮助。澳大利亚医学保健中心主席、澳大利亚华人联合会第一副主席卢济生回忆起恩师的预讲制度说："我经过两次预讲才能被通过，但我第一次上讲台讲'脂肪代谢'这章书时就受到同学的热烈欢迎，要求继续讲下去，这对我是极大的激励。其实我当时是没有能力讲其他章节的。不过这对我后来'包班讲课'获益良多，终生受用。"除了预做、预讲外，许鹏程、龚兰真还要求年青教师预研究。从副教授、讲师、助教都必须到化学教研室学习一次天平的使用及称重技术，因为对于科学预研究，称重是最基本和最重要的。这个看起来很简单的步骤，真要严格评判起来，过半教师都不合格。

高贵的科学家品格

许鹏程与龚兰真为人正直、作风正派，对学生包容鼓励，从不恶意批评，但是对在科研中弄虚作假的现象，则会严肃处理。

他们认为作为一个科学工作者，必须恪守科学道德。科学不容许半点虚假，必须如实报告研究结果，客观分析，得出结论。三年困难时期，许鹏程与龚兰真受命进行代食品的研究。当时某大学党委专门研究出双蒸饭，认为可以增加维生素及其他营养素，在全国大肆推行。今天看来这无疑是一项自欺欺人的发明，但当时全国上下为此喜大普奔。许鹏程和龚兰真对此深恶痛绝，一致认为双蒸饭不过增加水分而已，不能增加营养，所谓增加营养的说法是弄虚作假。后来，由于许多人吃了双蒸饭后浮肿，甚至死亡，双蒸饭才不了了之。

"一个伟大的人有两颗心，一颗心流血，一颗心宽容。"许鹏程后半生历尽坎坷，但他从不计较个人得失，不计较不公正待遇，为我国的营养学事业贡献了毕生精力。冰魂雪魄，德被华南！

（感谢中山大学校友会黄伯源老师提供详尽资料，本文参考了马涧泉教授所著的《许鹏程、龚兰真教授传略》、郑集教授的《许鹏程教授简历》、澳大利亚MONASH大学医学院内科高级研究员卢济生太平绅士的回忆录！）

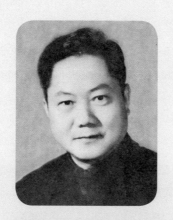

绿叶成阴春去也
——记广东省神经病学奠基人黄兆开教授

　　黄兆开（1912—1970），广东顺德人。1927—1929年在广州市育才中学就读。随后进入广州岭南大学附属中学，直至1933年考上岭南大学医学院。1933—1935年转燕京大学，1935—1936年转苏州东吴大学，1936—1938年再转回岭南大学医学院。1938—1940年在岭南大学医学院生理系任助教。1940—1942年再到协和医学院就读，1942—1943年到上海医学院就读，1943—1944年到成都华西大学医学院读书。1945—1946年到贵阳担任青年军205师军医，1946—1947年任博济医院内科医生。1946年，在恩师程玉麐的指导下，黄兆开在博济医院首次开展了神经专科的有关工作。黄兆开历任博济医院副院长、中山医学院第一附属医院神经科主任，并创建了华南第一个神经科，成功举办了全国第一届神经精神科会议。

1956年的春天来得特别早，春节才过，满城的枝丫都已绽出了新花。这一年，黄兆开在华南医学院第二附属医院（即今中山大学孙逸仙纪念医院）创建了广东省第一个神经科，当时设病床25张，神经病学专科人员9名。他雄心勃勃，想要趁着"百花齐放、百家争鸣"的春风，打开新中国一个新学科的大门。广东省神经病学的不朽伟业就此起步。

黄兆开于1912年9月出生于广东顺德九区沙头村盈宁里80户，祖父黄镜庸在广州五仙行开布行，家中有鱼塘、田地十余亩，但都佃给他人耕种，以经营布匹为生。黄兆开的父亲黄永英随着黄镜庸卖布，在黄镜庸去世后，接管布行，由于文化水平高懂外语，担任过一个多月沙头村村长。黄兆开读书卖销大，黄永英逐渐变卖了家中的田地，依靠布行的供应方能勉强维持生活。黄兆开的母亲李润好则通过帮人代购货物回乡，赚取些微劳务费补贴家用。家里的土地在广州沦陷后全部变卖清光，土改时，黄兆开一家被定为贫农。

积贫积弱的近代中国，颠沛流离的求学经历，让黄兆开心中装满"振兴中华、精忠报国"的理想与抱负，他是如此的至精至诚，从未有过当大官、赚大钱的念头，唯有刚毅木讷、强力努行、诚信忠厚、尽身敬业，为广东省的神经病学事业贡献自己的全部力量。

建立广东省第一个神经科

据黄兆开弟子、我国神经病学泰斗梁秀龄回忆："黄兆开教授最突出的贡献是创建了华南第一个神经科，举办了全国第一届神经精神科会议。20世纪60年代时中山医神经科与北京、上海等的几所大医院相比还是较薄弱的，但是1963年全国第一次神经科年会却指定由中山医学院神经科负责，在广州召开。这是一次意义极其重大的会议，标志着我国神经精神病学研究体系正式形成。黄兆开教授勇担重任，带领科里13个医生全力以赴，在其他医院的支持下，会议终于取得圆满成功，受到全国代表的一致称赞。"在梁秀龄心目中，黄兆开为人正直，原则性强，平易近人，爱护年轻医生，绝不因为自己是大教授而摆架子。她说："黄老师的英语及俄语水平都非常高，他从苏联学成回国后，不但把苏联的先进经验和技术介绍给我们，还每周抽出一个晚上指导全科医生学习俄文达一年之久。他工作极其负责，态度严谨，

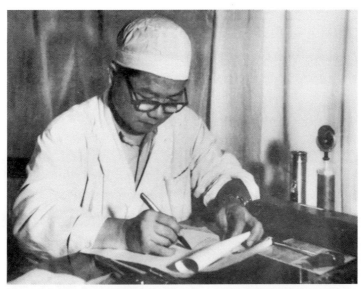

1964年黄兆开开设了广州市第一个专家门诊

以身作则，对危重病人做腰穿，黄教授特别重视，常常亲临指导。他很重视科室团结，亦十分擅长团结人。"

其实，早在1946年，在恩师程玉麐的指导下，黄兆开便在博济医院首次开展了神经专科的有关工作。随后，广州中央医院（今广东省人民医院）也开展了神经专科治疗。

新中国成立后，由于黄兆开深厚的学术造诣与杰出的人才培养能力，广东省神经病学一落地就处在了高楼之巅，为日后在全国笑傲江湖奠定了扎实基础。到了20世纪六七十年代，广州军区总医院、广州市第一人民医院、广东省人民医院、广州医学院第一附属医院、第一军医大学、广州海军421医院及部分地区级医院都建立了神经科，病床数由一开始的25张增加至350张，专科人员增加至150人，其中高级职称7人。到20世纪70年代末，广州地区市级以上医院及佛山、韶关、湛江、汕头等地区医院建立了以脑电图、肌电图为主的神经电生理实验室，普遍开展了脑血管造影、气脑造影、脊髓造影等诊断技术。

受到周恩来总理两次接见

黄兆开哲嗣黄嘉宇回忆说："父亲名气很大，曾经受到周总理两次接见。"他记得，有时父亲会突然接到通知乘飞机去北京为领导人看病，常常是广州的机场停了一架专机，飞到湖南长沙时逗留一下接上另一位专家，再一起飞往北京。有一次，一位病人饱遭头痛折磨，北京的专家查了很久都查不出病因，黄兆开检查后结合其他症状怀疑是鼻咽癌，最后拍的颅底片证实了他的诊断。

　　在黄兆开从医生涯中，最大的一次遗憾是没能回答周恩来总理的提问："转氨酶升高，除了是感染了乙肝，还可能是什么病呀？"尽管这是消化内科而非神经内科的问题，黄兆开依旧感到惭愧。

　　年过古稀的广州市冬泳会会长卢裕昆回忆说，他幼年曾经罹患急性脊髓炎，疼痛和麻痹折磨得他瘫痪在床、神志不清。由于病情罕见，医生们各执一辞，几次大会诊都没法就诊断取得一致意见。最终，主管医生请来了黄兆开。黄兆开认真听取有关医生的病情介绍，再结合查体，认为这并非多数医生认为的脊椎结核，而是急性脊髓炎。黄兆开侃侃而谈的学者风度和独到深刻的见解，折服了在场所有人。果然，病因确诊后，通过对症下药，卢裕昆很快得到康复。从神志不清、生活无法自理、被医生认定

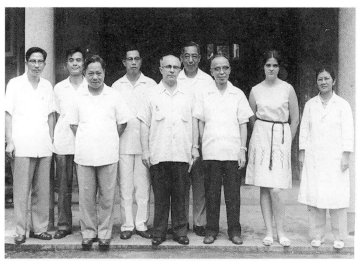

1964年8月3日，智利神经外科医生阿方索·阿森毫和女儿来院参观，左三为黄兆开

不会活超过20岁，到现在年逾七十依旧生龙活虎，每年率队横渡珠江，卢裕昆说自己对黄兆开的感激无法言喻："他是我救命恩人，给了我又一次新生命。"

在黄嘉宇心目中，父亲的英语傲视同侪。尼克松访华后，一大批美国记者获准来到广州，中山医学院派出黄兆开负责接待工作。由于当时我国对外交流中断已久，碰到难点的翻译难免卡壳，但黄兆开往往会补上，得到美国记者极高评价。

黄兆开在协和医学院时师从我国神经精神病学家奠基人程玉麐，是他最为得意的弟子。程玉麐晚年在美国创建了全美最大的弱智儿童中心病院，原本打算留给黄兆开，可惜黄兆开先他而逝。程玉麐最后无奈将毕生心血留给了美国人。

真正的无私是一无所图。20世纪50年代后期，黄兆开前往苏联学习，回国时，他把在莫斯科留学节省下来的人民币3000元全部捐给了中国驻莫斯科大使馆。1974年2月，黄兆开不幸患病去世，临终前他穿着的仍是一套洗得发了白的中山装。

黄兆开去世迄今已经40余年。广东省神经病学这株芝兰玉树，他手植之际，尚且稚拙青涩，今天已枝叶繁盛，高高矗立，像一把撑开的巨伞了。

（特别感谢黄兆开教授哲嗣黄嘉宇先生、孙黄佳殷先生及中山大学附属第一医院神经内科梁秀龄教授提供宝贵资料！）

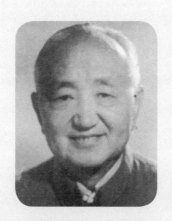

病人的利益高于一切
——记我国肝胆外科创始人王成恩教授

　　王成恩（1912—2001），云南昭通人。1941年毕业于华西大学
医学院，获纽约州立大学医学博士学位。1947年起历任岭南大学医学
院副教授，华南医学院、中山医学院和中山医科大学教授，中山医学
院外科教研室、附属第一医院外科主任，中华医学会广东分会外科学
会副主任委员。专注于外科医教研40余年，在泌尿外科、小儿外科、
口腔颌面外科以及肝胆外科治疗等方面尤有建树。著有《原发性肝癌
的外科治疗》（1961）等。

"为己之学，为人之道"，一位医生的手术台，隐藏着成为医生的秘密。我国肝胆外科创始人王成恩教授，当了一名"一辈子的值班医生"，他望向病人的眼神，流露着医学真正的尊严。

从华西到博济

王成恩，别号蕙圃，生于1912年11月（一说1914年10月16日），原籍湖南省长德府柳树湾。先祖王朝臣为前清武官，因宦游滇土而落籍云南昭通，到王成恩已是十代人，家族居住在昭通东门外20里地的小龙洞，多为农民。

王成恩父亲王德一与母亲李柏蒂为同学，后经说媒成婚。王德一后来担任牧师，并被"云南王"龙云的舅父龙德清（时人称为龙大新爷，龙云为孤儿，从小在舅父家长大）看重，打算收为义子，因王成恩祖母反对未果。

王成恩排行第三，家有兄弟姐妹七人，母亲的负担非常重。幸亏当时王成恩的小姨李多迦在教会工作，在她的资助下，王成恩兄弟姐妹七人全都进入华西大学接受了高等教育，日后在各领域都作出了杰出贡献。

1919年，王成恩入英国圣道公会办的宣道（后改名为明诚）小学读书，校址在县城外东郊区。校园不大，全部学生不过四五十人，大多为教会子弟，除了本城的学生外，尚有许多附近彝族和苗族的同学，从四方井、石门坎等教区保送而来。早上7点上学，10点放学回家。除了《圣经》外，学生们还需要学习国文、数学、自然、史地、公民、体育等课程。每节课为50分钟，课间休息10分钟。

由于家贫，王成恩常常衣衫褴褛。因为没钱缴纳学校费用，他遭到了老师的责难和同学的欺辱。数学题答错，老师体罚他，并且不准他回家。因此，王成恩辍学了，一年多的时间里帮助母亲做家务活。那时他不过九岁，已经可以代母亲照顾两个弟妹，煮一家人吃的饭。但是他非常渴望重返校园，因此利用一切空闲时间看书。见到王成恩天天哭泣，母亲不得不让王成恩复学。复学后的王成恩读书非常努力，成绩总在前两名。

高小时，一位来自英国的顾牧师来上英文课，每一节课课后他都会进行小测验，满分的孩子会得到一角钱的奖赏，几乎每次都是王成恩拿到这一角钱。在获得零用钱的同时，王成恩还对英语产生了浓厚兴趣。因为家贫，王成恩曾经多次辍学。一次辍学后，听说昆明有个当教员的职位，王成恩便打算前去，希望减轻家中负担。当王成恩跋山涉水千里迢迢从昭通赶到昆明时，这所学校唯一的老师听说新老师到任，便捧着一个饭碗跪在他面前，王成恩心下不忍，便又收拾行李回到昭通。幸而此时，王成恩的大哥王培恩考入了华西协合大学医学院，得以勤工俭学支持弟妹们读书。在他的带领下，兄弟姐妹们互助友爱，一个扶持下一个，都相继完成大学教育。除了六弟学习农学外，其余六兄妹都毕业于华西协合大学医学院，分别成为不同领域的医学家及医学教育家。

1934年8月，王成恩考进华西协合大学医学院读书，大学头三年的功课尚不算繁重，王成恩有时间看闲书。1936年暑假，由于表现良好，王成恩还被选拔参加了燕京大学教授徐宝谦博士主持的峨眉书院，到峨眉山大峨寺度过了一个美好的暑假。但是，很快，1937年，抗日战争就全面爆发了。中央大学医学院、齐

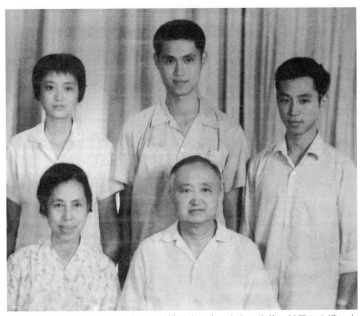

前排从左至右：郭媛珠、王成恩；后排从左至右：幺女王海伦、长子王山模、次子王大为

鲁大学医学院西迁至成都，与华西协合大学医学院组成联合医院统一上课。华西一时人才济济，上课的老师均为各专业专家，所有课程都使用英文，功课的要求也随之提高，学生们的负担变得非常繁重。王成恩开始并不习惯，深感吃力，但他天性刻苦勤奋，不久便能跟上。在华西读书的岁月中，由于他是远道而来的学生，医学院院长启真道及外科教授胡祖贻一直对他照顾有加，他们结下了深厚的友谊。1941年6月，王成恩顺利毕业，毕业论文是《阑尾炎之病状与病理之关系》，同时获得纽约州立大学医学博士学位，毕业后，王成恩留校担任三大学联合医院的外科住院助理医师。当时一届医学生中只有一个留校名额，竞争非常激

烈。同时，申请留校的要先当一年住院医师，24小时在医院待命，随时准备出急诊。王成恩坚持下来了，他曾经试过几乎一个星期不睡觉，一年时间没有离开过医院一步。高强度的训练培养了王成恩，也让他积累了丰富的临床经验。

1947年，王成恩在学校的路上偶遇学生李凤仙。李凤仙是广东人，哥哥李松初在岭南大学医学院工作，当时岭南大学医学院院长、中国第一位公共卫生学博士李廷安求贤若渴，四处招兵买马打算在南中国建立一所高质量的医学院校。打算回家乡工作的李凤仙也便力邀王成恩南下。王成恩只当玩笑，随口答应了。未料李廷安的路费、聘书不久即寄到，而王成恩也恰好恋爱不顺，加上华西医院里一些人事关系上的巧合，从此便将一辈子奉献给了华南的医学事业。

病人的召唤就是命令

1954年后，王成恩历任中山医学院副教授、教授、外科主任，并担任卫生部医学科学研究委员会肝癌研究组委员。他一心扑在外科事业上，当时中山医学院流传一句话："想做手术的学生，就去找王成恩。"我国著名肝胆外科专家梁力建回忆说："只要是危重病人，无论什么时候、什么医院，王成恩教授接到通知都会马上赶去。"王成恩的次子王大为则说："经常晚上还和爸爸一起，第二天早上起床就见不到了。半夜急诊是童年时爸爸留给我最深刻的印象。"1958年，王成恩家里装上了电话，那时，整个校园家属区只有三户人家有电话，王成恩便是其中之一，这是因为急诊手术需要随时联系。有一次，王大为调皮摔断手臂，哭着到处找父亲，别人却告诉他，你父亲昨晚做手术到凌晨5点，回家的时候摔了一跤，没法来看你了。病人的召唤永远放在第一位，直到今天，中山医学院的外科医生还一直保留着这个传统，无论何时何地，只要救死扶伤的电话打入，都会马上奔赴现场。

王成恩的救场生涯里还有一件戏剧性的小故事。一次，一位湛江的外科医生给自己患阑尾炎的妻子做手术，这不过是一个极为常见的外科手术。但是生活总有意外，开腹后这位医生竟然找不到自己妻子的阑尾，他情急心乱，竟然一下子坐在地上哭了。接到急电的王成恩马上坐飞机赶过去，一上手术台就摸到阑尾，原来病人阑尾紧贴盲肠，外面薄膜包裹，外表光滑所以找不到。

敢于担当，勇于负责

20世纪50年代的一个暗夜，一位病人咽喉脓肿导致呼吸困难，由于情况复杂，耳鼻喉科治疗后无效，找来王成恩会诊。王成恩仔细检查后，认为需要紧急手术处理，但是，当时博济医院规定，所有手术都必须要病人家属签"手术同意书"。情况非常紧急，如果拖延一分钟，病人都可能死亡。王成恩急中生智，找来一位医院的警卫，告诉他："我对这个病人负全部责任，只要你做一个旁证……"果然，就在送往手术室的路上，病人窒息了，心脏停止了跳动。怎么办？还能继续手术吗？如果坚持手术，病人很可能死在手术刀下，医生可就要负责任了。如果不手术，病人必死无疑。王成恩没有时间患得患失，他果断切开病人气管，抢救了一个多小时。病人可以呼吸了，心脏恢复跳动了……在切开脓肿引流后，隔了20小时，病人渐渐苏醒过来。

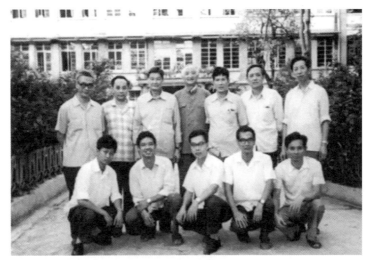

1979年，中山医学院第一届外科硕士研究生与导师合影

　　钟南山说："医生最关键是在有风险的时候敢于承担责任。"敢于担当，勇于负责，使得王成恩作出了许多开拓性的贡献。他不但从无到有创建了泌尿外科，而且解决了普通外科的疑难工作。除了广为人知的中国第一例原位规则性肝切除手术外，还进行了今天看来依旧难度极高的Whipple手术（胰十二指肠切除术）、耻骨后前列腺切除术、全膀胱切除术及输尿管乙状结肠移植术等，在广州乃至华南地区建立了崇高的威信。

　　在担任系统外科教研组主任后，王成恩常常给组里的医生们"敲边鼓"，具体分析他们对待病人的两种错误思想：一是急躁冒进，事前不作好准备，"灵感"一来，就把病人推进手术室；另一种是畏首畏尾、怕负责任，本应该做的手术也不敢动手。这都是教研组培养干部和医疗业务发展的障碍。为此，在北上参观学习协和医学院后，他创造性地运用了协和医学院"批准手术前总结"的经验，在教研组里规定：除了急症手术外，无论大小手术，都要求医生写一份术前总结，写下病人的手术适应症和处理办法，在组里进行汇报，一起讨论通过后才能施行手术。这样就能运用集体智慧，防止手术意外的发生，并且培养起年轻医生对病人负责的优良作风。

据中山大学附属第一医院前院长、中山医科大学医教处处长卢光宇说："从来没有见过王成恩教授发脾气，对病人非常和蔼温柔，他说的是云南口音的普通话，病人听不懂，他就不断重复，直到病人听懂为止。带着我们查房时，看到病人床边有大小便，他便自己拿去倒。"

20世纪60年代一个冬天的傍晚，王成恩的夫人郭嫒珠（我国著名口腔科专家、中山医学院口腔科奠基人之一）发觉丈夫瑟缩着回家，仔细一看，出门时穿着的棉袄不见了。原来，他把自己的棉袄脱下来给了一位来门诊就医的贫下中农。那时国家经济困难，粮食、布料都要凭票供应，一件厚棉袄可是贵重财物。"如果能使一颗心免于哀伤，我就不虚此生；如果能解除一个生

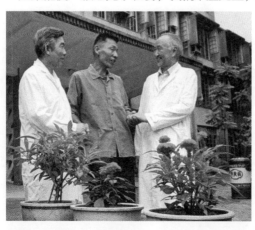

1979年，王成恩与肝癌术后13年的病人在一起交谈

命的痛苦、平息一种辛酸，帮助一只知更鸟重新回到巢中，我就不虚此生。"艾米莉·狄金森的这句诗仿佛是为王成恩而作，终其一生，他都对超量超时的工作毫无怨言，而且拥有超乎常人的悲天悯人之心，把这科学的光辉和人性的温暖放进黑夜里，去继续温暖和照亮许多人。

在王成恩第一位研究生、卫生部原副部长、我国肝移植奠基人之一的黄洁夫心目中，恩师是中国肝胆外科儒雅、慈爱又精诚的父亲，是中山医学院坦荡、正直又风趣的大师，是广东省泌尿外科、小儿外科和普通外科当之无愧的创始人。中国工程院院士黄志强在总结我国半个世纪以来肝胆胰外科发展历程时，将王成恩关于肝癌规则性肝叶切除的贡献放在了第一位（详见《中华外科杂志》2001年1月第1期）。泰山其颓，哲人其萎，而风范长存！

（感谢王成恩教授哲嗣王大为教授，高足黄洁夫教授、卢光宇教授、梁力建教授百忙之中接受我的访问，他们对父亲和恩师的怀念，使得我几度泪目。我想突出的是中山医学院生生不息的文化脉搏，那些人，那些事，其实一直存在，一直"活着"，一直在过去和现在之间自由穿梭，还将会带我们走向更广阔更深邃的未来。）

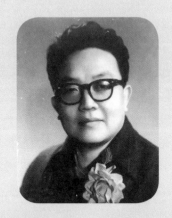

带着中国心　筑起中国梦
——记广东省妇科肿瘤奠基人林剑鹏教授

　　林剑鹏（1914—1982），原籍广东梅县，生于毛里求斯。1939年毕业于震旦大学医学院。曾任上海协和医院、沪西医院妇产科副主任，重庆江苏医学院妇产科主任、副教授。1946年到广东，历任广州中央医院妇产科主任，岭南大学医学院、光华医学院教授，中山医学院广东妇产科学会理事长等职。毕生致力于妇产科学的教学与研究工作。对防治子宫脱垂及尿瘘有较高造诣，撰有《泌尿阴道瘘——复杂病例的处理》（1963）、主编《女性生殖道脱垂》（1980）等。

纵使世界给我珍宝和荣誉，我也不愿离开我的祖国，因为纵使我的祖国在耻辱之中，我还是喜欢、热爱、祝福我的祖国。

—— 裴多菲

跟"我国妇科肿瘤的先驱"相比，他更喜欢被称为"中国的儿子"。在他心目中，他的价值与命运，与中国血肉相连。他是林剑鹏，一位毛里求斯华侨的长子。他16岁才踏上祖国的土地，却再也没有离开。尽管终身无法进行流利的汉语写作，他依然对这片饱经沧桑的土地满怀深情，从未停止过对家园的守望。明知力量微薄，他依旧"以国家之务为己任"，坚守着林家世代追求的民族复兴之梦。

来自毛里求斯的中国少年

林剑鹏祖籍广东梅县，林父被"卖猪仔"到毛里求斯，先后当过伙夫和店员。在路易斯港一所当地有名的杂货店打工时，因为老实勤奋，杂货店老板把自己的独生女儿许配给了他。穷小子逆袭成了CEO，但再功成名就、德隆望重，梦里醉里想起的，依旧是故乡那一捧湿润的土。那时，抗日烽火正盛，林父寄回国抗日的捐款，都去无音讯。他又见儿子逐渐长大，天资卓荦，却只会英文、法文和当地土语，担心儿子从此忘了根，便把儿子叫到眼前，细细叮嘱一番后，把他送上了归国的大船。

少年壮志当凌云。林剑鹏回国之时，便暗立下一番志气，

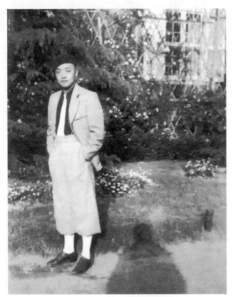

林剑鹏在毛里求斯

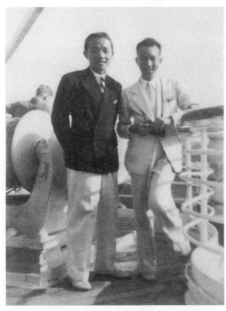

16岁那年,林剑鹏(左)由
出生地毛里求斯乘船回国

一定要改变祖国贫穷落后的面貌。他回到梅县后，发现父亲寄给祖母的钱，都被亲戚拿走，祖母及众多农村妇女终日辛劳，受尽欺辱，毫无地位。积贫积弱的家乡，让林剑鹏揪心不已。他决定学医，借此尽忠报国。

1939年林剑鹏毕业于震旦大学医学院（今上海交通大学医学院前身）。震旦大学医学院由爱国人士马相伯在天主教法国耶稣会支持下创办，学校课程设置、教学大纲皆参考法国医学专业，每两周一考，两次不合格者即被开除，淘汰率近50%。在这样严格得近乎残酷的训练下，林剑鹏以优异的成绩顺利毕业。

与林巧稚的师生情谊

林剑鹏毕业后到了协和医学院工作，娶了我国著名妇产科专家王逸慧的嫡妹王淑清为妻。（孙中山在协和医院进行肝癌手术时，王逸慧便是手术一助。1956年，王逸慧被评为一级教授，林剑鹏被评为二级教授。）在协和医学院时，林剑鹏深为林巧稚倚重，得到林巧稚的大力栽培，从此结下终身的师生情谊。

因王淑清在王家排行第四，林巧稚一直呼唤王淑清为"四妹"，并亲手接生了林剑鹏的女儿林珍。抗战胜利后，1946年林剑鹏回到家乡广东，先在广州中央医院任主任医师，再被聘为岭南大学医学院教授及博济医院妇产科主任，从此将一生奉献给了广东的妇产科学。

20世纪70年代，董必武的儿媳到广州，临行前问林巧稚，到广州看病妇产科应该找谁。林巧稚说是中山医学院的林剑鹏。对于一个学生而言，没有什么比老师的信任肯定更令人欣

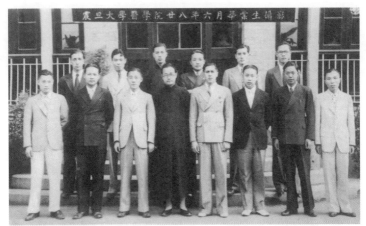

震旦大学医学院毕业照，后排右三为林剑鹏

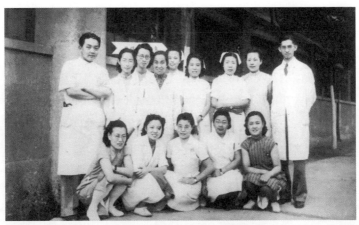

林剑鹏在协和医学院工作照，左一为林剑鹏，左四为林巧稚

喜的了。

"文革"期间，林剑鹏被诬陷为蓝衣社人员，抄家批判，受尽冤屈，内心极为苦楚。儿女们问他，为何当初不一走了之。他说："你们根本不懂，中国不强大，中国人就要在外面受歧视。"即使身处深渊，这个16岁前都在南非洲度过的中国人，仍然不改初衷。

听闻此事后，林巧稚趁来中山医学院的机会看望林剑鹏。医学巨星前来，妇产科所有人都争抢着过去与她合影。林巧稚坐下后发现林剑鹏只敢跟在最后，就过去拉他到身边坐下，随后还亲自带着一帮随行人员到了林剑鹏家里拉家常。在这段险恶日子里，林巧稚对林剑鹏夫妇的默默鼓励，支撑着他们度过了人生中最难熬的岁月。

"文革"过后，有些人开始吹捧林剑鹏，说他与林巧稚齐名，称妇产科有"北林南林"。对此，林剑鹏深恶痛绝，他多次反驳说："林巧稚是我的老师，怎能这样提呢？她和梁毅文大姐（原柔济医院妇产科主任）都是终生未婚而将自己的一生奉献给中国妇女的人，是所有妇产科医生的榜样！"

夜莺的歌，不必唱给殿堂

"夜莺的歌，不必唱给殿堂。"林剑鹏身为一位归国华侨，历任广东省妇幼保健专业中心领导小组组长、广东省计划生育技术指导组组长、中南五省子宫脱垂协作组组长、广东省医学会妇产科分会主任委员、中山医学院院务委员会委员、中山医学院学术委员会副主任、中山医学院妇产科教研组主任等

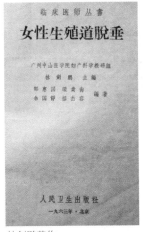

林剑鹏著作

职务，早已名动公卿。但他却把自己的一生都献给了中国地位最低、最劳苦的女性。

出于对国家现实的考量，从20世纪50年代后期开始，女性作为潜在的人力资源受到政府的高度关注，承担了许多超越本身生理特征的重体力劳动，造成子宫脱垂等妇女疾病大面积爆发。作为中南五省子宫脱垂协作组组长，林剑鹏以极大的热情领导和组织大家投入基层治疗工作中去。当时使用无水酒精及明矾甘油宫旁注射式为广泛采用的疗法之一。但是，无水酒精注射于子宫旁组织除会引起注射时患者全身反应外，还常引起局部坏死并引发尿瘘。1963年，林剑鹏便报道了10例注射酒精、明矾甘油引发的尿瘘，均系术者"没有很好地掌握解剖位置，将酒精、明矾甘油误注入膀胱或尿道"所致。并于1964年报道了61例复杂尿瘘的手术处理方法，为全国持续开展尿瘘的手术治疗及术式改进，以及"文革"后更好地开展全国性普查普治提供了宝贵的临床资料和治疗经验。同时，他也指导学生，报道了双手负重对于搬运女工生殖器官影响的研究，为指导女性劳动保护，作出了进一步探讨。

　　林剑鹏是广东省妇科肿瘤的奠基人和先行者之一，贡献之恢宏，非短篇陋章可尽。但透过他那颗闪亮的赤子之心，可以窥得其博济的知识传统和精神氛围。倘有一日，我们暗淡了对光辉使命的信心，还能用什么去抚摸家园大地，抚慰故土亲人？我们常说的大师永远不死，是依靠什么延续他们的事业生涯？我们都知道"向前看"，前方在何方，目光又将落于何处？答案在毛里求斯吹来的风中。

　　（本文得到林剑鹏千金林珍女士，中山大学附属第一医院原妇产科主任李大慈教授，中山大学孙逸仙纪念医院原副院长、妇产科主任邝健全教授的大力帮助，特此致谢！）

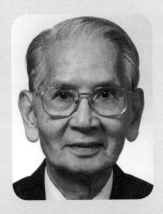

星垂平野阔　月涌大江流
——记广东省骨外科奠基人何天骐教授

何天骐（1916—2001），福建福州人。1941年毕业于协和医学院，获美国纽约州立大学医学博士学位。毕业后历任协和医院外科住院医师，北京同仁医院外科住院医师，河南大学医学院外科讲师，四川涪陵仁济医院医师兼院长，中山医科大学外科教授兼孙逸仙纪念医院院长、外科主任、硕士及博士研究生导师。擅长于骨外科及胸外科，20世纪五六十年代在广东省以及我国中南地区首先成功地开展了低温麻醉下心脏直视手术以及体外循环下心脏直视手术，对骨外科有20多年的临床经验，在指导硕士及博士研究生对骨巨细胞瘤及小儿股骨头坏死方面的研究成绩显著，分别获得国家教委一等奖和广东省自然科学优秀论文一等奖。发表论文20多篇。被国务院评为我国有突出贡献的专家。1980年被评为二级教授。

腹中天地宽，常有渡人船。

——朱德

　　我国现代骨外科第二代学科带头人、广东省现代骨科奠基人之一何天骐，是一位笃实敦厚、开襟旷远的博大长者，他承我国外科学先驱沈克非、牛惠生、司徒展等人余绪并加以发扬，终成家学，并独立门户，于褒衣博带之间，展现出包容、务实、服务、奉献的岭南风格和性情。

平生爱国，不甘人后

　　何天骐，原籍福建福清县，1916年1月13日出生于福州市，从小生活贫苦。三岁的时候父亲便去世，在教会的资助下，他得以接受教育。1933年何天骐毕业于福州鹤龄英华中学，考入燕京大学医预科就读。1937年毕业于燕京大学，获理学学士学位。1941年毕业于协和医学院，获纽约州立大学医学博士学位，并与燕京大学音乐系学生伍恩亚［孙中山英文秘书，著名律师、商人伍籍磐之女，新中国成立后任广州音专（即星海音乐学院前身）钢琴教研组组长］共结连理。

　　毕业后，何天骐留校任外科医生，主要负责普外科工作。1941年底，太平洋战争爆发，何天骐被迫离校前往同仁医院。1942年他受到汉奸迫害，几乎丧命，幸亏在他人帮助下及时脱险。那一年，黄河决堤，哀鸿遍野，民不聊生。何天骐只身孤胆越过黄河灾区逃往中原，到了河南嵩县的河南大学医学院任教。

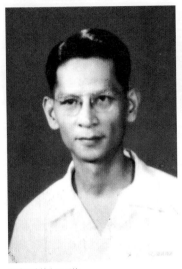
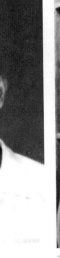

年轻时的何天骐　　　　　在燕京大学音乐系读书时的伍恩亚

在那里，他继续克服种种艰辛坚持抗日救亡工作。不久，日军逼近，师生四散，何天骐不得不越过豫西伏牛山，经陕西到重庆附近的涪陵，担任涪陵医院院长及科室主任。这一段岁月异常坎坷，但是那些困境中伸出的援手、苍茫的山川和大江大河，都不自觉地进入他的内心，变成他人生的气象。

1945年抗战胜利后，何天骐到了加拿大多伦多大学医学院，在国际著名骨外科专家R.I.Harris教授指导下进修骨科。在那里，他参加了加拿大医师国家考试，获得了医学院内外科医生证书和加拿大卫生部颁发的行医执照，并在加拿大作为外科医生开始执业。此时岭南大学校长陈序经远隔重洋，送来了新中国成立的喜讯。尽管同事们都劝他留下工作，他毅然决定马上放弃优裕的待遇回国，他是如此想念故土，如同樱桃树想念春天。不巧，朝鲜战争爆发了，空运几乎中断，回国只有乘船。他在太平洋漂流了20多天，经过夏威夷、日本、菲律宾才到达中国香港。因为他有英联邦行医执照，亲朋好友们都劝他留港行医，但他仍然坚持原定计划，回到广州，担任岭南大学医学院外科副教授及博济医院骨外科医生。

何天骐的爱国不仅仅在于回国工作，还体现在听从祖国需要，服从祖国安排。20世纪50年代后期，中山医学院没有心胸外科专业，为了提升中山医学院的短板，何天骐放下自己的所长，从骨外科调整至心胸外科。他顾全大局，服从分配，从头学起，前往北京黑山扈医院（中国医学科学院阜外医院前身）进修，从心肺解剖和体外循环的动物实验开始，和中山医学院第一附属医院的方大维教授一起组建了中山医学院的心胸外科，并成功开展了广东省第一例体外循环心脏直视手术，填补了广东省在心胸外科上的空白。

良师益友，云天高义

有志青年成才的关键在于得遇良师。"心灵的高度在于自身的勤勉精进，但梦想的高度或许在于云雾里面伸出的手。"何天骐在培养人才上的成就，是他个人见识和胸怀的最好展示。

在何天骐的大弟子、中山医学院第一位外科博士生刘尚礼心目中，恩师有着水晶般清澈的胸襟。他入学读研究生时是1978年，学校领导临时请了何天骐担任导师。当时"文革"刚结束不久，老一辈知识分子饱受运动之苦，大都谨小慎微。但何天骐不怕风险，接下了这一培养人才的任务，使得刘尚礼有不断发展的机会。刘尚礼写出博士论文后，他日以继夜，连续紧张修改一个多月，力求所有的内容都文畅句顺，通俗易懂，使得论文顺利通过。在他的指导下，刘尚礼的硕士论文《骨巨细胞瘤263例临床病理分析》，在当时是世界上例数最多、资料最完整的文章，而博士论文《小儿特发性股骨头坏死机理的研究》及在此基础上进行的科研，由于对该病的发病机制有突破性进展，具备国际先进水平，还获得了广东省自然科学论文一等奖及国家教委颁发的科技进步一等奖，受到了时任中山医科大学校长黄洁夫的高度赞扬。何天骐的长子、广州市设计院总工程师何宪朝还记得："当时刘尚礼来到家里给爸爸报喜，说是国家奖励给了他1500元。爸爸也很高兴，并告诉他这些钱他不要，成绩是所有骨外科同事一起努力取得的，钱就用于科室聚餐，大家一起分享。"

何宪朝回忆说，20世纪80年代初期，很多医生的英语水平尤其是口语水平比较低，不少人都想尽快掌握英语口语，以便跟上改革开放的形势和国外医学的水平。何天骐见此，便主动领导成立英语口语学习班，在学习班上亲自为学生们朗读医学论文，教他们用英语进行病例报告和讨论，坚持每周一个下午，受到学生的热烈欢迎。后来成为我国外科巨擘的区庆嘉便是英语口语班中的佼佼者，他常常来到何天骐家中，何天骐逐字逐句帮他纠正语法和发音，使区庆嘉最终顺利通过国家教委的留学考试。当时，何天骐正担任美国的客座教授，常常应邀到美国进行讲学及交流经验，当他得知区庆嘉正在申请哈佛大学医学院附属麻省总医院和克利夫兰医学中心的进修时，便亲自写信介绍，使得区庆嘉的申请很快被批准。

还有一次，一位医生受日本某大学邀请进行学术交流和研

究。当时某些领导不支持前往，认为其作用不大。但是何天骐眼
光长远，坚信这次访日对中日友好及学术交流有重要意义，极力
为其争取出国，使得该位医生能够顺利出访。这次出访异常成
功，这位医生后来担任了客座研究员，并在全日本的骨外科会议
上报告了肩关节类风湿性关节炎的新发现，受到与会专家热烈欢
迎和肯定，为祖国争得了荣誉。

名山苍苍，江水泱泱，先生之风，山高水长。何天骐意境
高远、襟怀洒脱，在学界盛名素著，直到今天，他的弟子们：刘
尚礼、黄洪铮、王捷、黄健……依旧在外科各领域延续他的光与
热，在南方的群星里写下自己的名字。

（感谢何天骐教授哲嗣何宪朝先生，何天骐教授高足黄洪铮
教授、刘尚礼教授、黄健教授接受访问，并提供宝贵资料！）

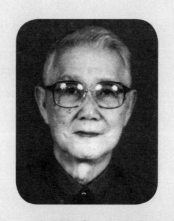

公道在人间
——记我国著名骨科专家邝公道教授

邝公道（1916—2003），广东开平人。1940年获德国柏林大学医学博士学位。暨南大学医学院外科主任，曾任中山大学医学院教授等。主要贡献和成果：抗美援朝时担任华南手术队队长；1964年取得了全国第一例断腿再植手术的成功；多次进行小儿麻痹症手术，并对小儿麻痹症后遗症提出新的理论；1988年同广州经济技术开发区合办了邝公道矫形外科中心。著有《小儿麻痹后遗症外科手术治疗》《下肢小儿麻痹后遗症手术图谱》等专著；发表《双侧性肾病手术治疗的适应症》《扩大的乳癌根治切除术》等40余篇学术论文；译有《外科手术时的错误和危险》一书。1980年被评为一级教授。

只有初恋般的热情和宗教般的意志，人才有可能成就某种事业。

——路遥《早晨从中午开始》

邝公道原籍广东开平，1916年4月17日诞生于一个医学世家。父亲是广州名医邝磐石，在广州开设了一间妇孺皆知的西医院——邝磐石医院（今中山大学附属第一医院东山院区）。邝公道是家中老五，年幼时酷爱音乐，弹得一手好钢琴，他曾恳求父亲让他学音乐，但父亲认为邝家的孩子只能学医，他只好和他的其他兄妹一样，走上悬壶济世的道路。但那双原本在琴键上跳舞的手，拿起手术刀照样奏出了令人心动的人生和弦。

1933年，17岁的邝公道考取了德国柏林大学医学院，与兄长一起负笈。1939年7月，经过六年的严格训练，邝公道以优异成绩顺利毕业，留在了柏林大学附属外科医院任助教，开始了从医从教的学术人生。

1940年，邝公道获得了柏林大学医学博士学位，并通过考试，取得德国医师执照，成为极少数能够在德国行医的中国人。在任助教时，邝公道便对创伤骨科产生了浓厚兴趣，为了进一步提高专业技能，1943年，邝公道转至德国东北钢铁联合企业创伤医院任职，两年后，他被提升为主治医师及柏林市工业外伤监督医师。他天赋般的外科才能和出色的工作表现，令素以严谨严格著称的德国同行赞叹不已。

1946年，邝公道携有犹太血统的妻子邝喜家搭乘军船，辗转埃及、南非、印度……历时一个多月，终于回到阔别13年的广州。一年后，他被国立中山大学聘为外科主治医师兼代主任。新中国成立后，邝公道以极大的热情投身于新中国建设。1953年，他担任中南医疗队队长，与刚刚成立的华南医学院外科同仁一道奔赴抗美援朝最前线，以高超的医术挽救了无数志愿军战士的生命。

1955年，由于向苏联学习，华南医学院（中山医学院前身）废科建组，成立外科教研室，邝公道担任第一任教研室主任。当时教研室分为基础外科（由蔡纪辕在第一附属医院主持，同组有李国材、罗伯诚、伍守仁等）、系统外科（由何天骐在第二附属医院主持，同组有王成恩、陈郁林等）、临床外科（由邝公道在第二附属医院主持，同组有邓重纬、赵宗谦、高崇善、缪镇潮等）。当时中山医学院第一附属医院的工字楼尚未建成，故而系统外科和临床外科都留在第二附属医院（前博济医院），但是三组人员来往密切，交流频繁，医院间常常进行大查房和病例讨论。在此期间，邝公道培养了大批外科骨干人才，充实了外科学技术队伍，为今天中山医学院大外科发扬光大打下了坚实基础，并在20世纪60年代初，与黄承达、黎秉衡一道实行我国首例断足再植手术，让病人重新恢复行走。

1956年，邝公道被国家高教部评为二级教授，同年，由国家推荐加入国际外科学会，成为当时我国华南地区唯一会员。1966年，史无前例的"文革"开始了，邝公道被投进监狱。几年后他被释放，接着又被关进"牛棚"。1972年，邝公道被安排在广州郊区一个医院当住院医师。当时，一位正直的外科医生偷偷说："我们医院真是世界水平，名教授在我们这里只能当个住院医生。"但邝公道不以物喜，不以己悲，默默地当他的住院医师。这所郊区医院的门诊，常常有许多下肢瘫痪的小儿麻痹后遗症患者前来就诊，他们举步维艰，生活极为不便。这种病需要做复杂的手术，但"反动学术权威""特嫌分子""通敌叛国"的邝公道是没有资格为贫下中农动手术的。一次，他终于按捺不住一位医生的良心，一个曾患小儿麻痹症的青年跪在地上苦苦哀求："邝医生，做下好心，救下我，我的腿拖累了爸爸妈妈17年，这次看病的钱都是借来的，再这样下去，我真是不想活了。"邝公道看不过去，冒着巨大的风险给这位青年进行了精细的手术。手术后，这位原本17年都只能把腰弯成90度拖着腿跛行的青年，昂

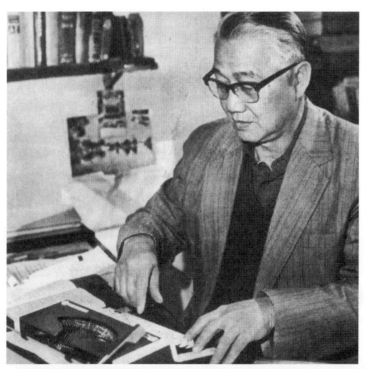

邝公道正在编著《小儿麻痹后遗症外科治疗》一书

首挺胸站起来走路了。这位青年迎来了人生的春天，但邝公道料峭的生活又刮起了凛冽的寒风。这个医学奇迹，被当成了邝公道"复辟""回潮"的罪证，他被迫写检查，接受组织的审查和批判。但是邝公道咬紧牙关，一言不发忍辱负重继续开展手术。

粉碎"四人帮"后，由于柯麟院长尚未回到中山医学院，中山医学院的"拨乱反正"工作开展速度较其他医学院慢。在暨南大学医学院院长罗潜的邀请下，邝公道到了暨南大学附属第一医院工作，并于1980年被评为一级教授。正当他全心全意开启自己学术生涯的"第二春"时，厄运又一次降临了。1985年，他突然下肢瘫痪，被诊断为晚期前列腺癌骨转移，肿瘤压迫脊髓引起瘫痪。当时，医生们都认为邝公道再也不可能站起来了。但是，邝公道顽强地与疾病作斗争，进行去势治疗后，邝公道发觉自己麻木的下肢重新有了知觉，便自编了一套康复计划，每天请人在大腿上按摩近十小时，并在床上装上沙袋、吊环锻炼臂力，帮助大腿恢复功能。一个月后，他支撑着麻木的下肢下床练习走路，几个月后，他已经能够依靠学步车在地上行走了。1986年7月，邝公道不仅有效地控制了癌细胞的生长，而且恢复了正常站立行走。他又可以重新拿起他的手术刀了。邝公道说："医学界的许多同行，都认为我战胜了癌症和瘫痪，创造了奇迹。其实，真正的奇迹是我要重新工作。"

邝公道唯一的研究生、广州市红十字会医院原院长陈鸿辉形容恩师的一生为"经历很坎坷、意志很坚强、为人很正直"。尽管邝公道的一生常常雨骤风急，在追求报效祖国、实现学术理想的过程中，遭遇了折翅的命运，但他依旧执着理想，矢志以求，开启了下一站的良辰美景。正因为有这样一代又一代的杰出学人，在一次次挤压鞭笞中忍耐挣扎，中华民族才得以一次次创造奇迹，屹立于世界民族之林。

（本文得到邝公道教授高足陈鸿辉教授、中山大学孙逸仙纪念医院刘尚礼教授、暨南大学附属第一医院党委书记查振刚教授的支持，特此致谢！）

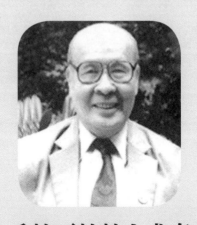

千教万教教人求真
——记我国著名寄生虫学家江静波教授

江静波（1919—2002），福建永定人。1945年毕业于福建协和大学生物系，1948年获岭南大学医学院寄生虫学硕士学位。新中国成立后，历任岭南大学副教授，中山大学副教授、教授、寄生虫学研究室主任、无脊椎动物学教研室主任，中国原生动物学会第一、二届常务理事。对疟原虫、球虫、钩虫、吸虫研究取得成果。1982年获英国皇家医学研究院热带病学研究奖。1985年被法国国家自然历史博物馆授予通讯院士称号。著有《无脊椎动物学》，半自传体小说《师姐》《晚霞》等，其中《师姐》获1992年第四届鲁迅文艺奖。

"千教万教教人求真，千做万做学做真人"，是陶行知先生关于教师教学目标和学生学习目标的定义。求真、至善、尚美是人类基本价值观的三个维度，其中，求真又是学术研究的基本要求。我国著名无脊椎动物暨寄生虫学专家、法国国家自然历史博物院外籍院士江静波教授始终去俗求真，追求真理。

江静波原名江鼎光，1919年5月出生于福建省永定县古竹乡世泽楼，祖籍台湾，祖母是台湾新竹人。从祖父起便全家迁居大陆。江静波从小聪颖勤奋，学生时代便有非凡抱负，他曾经写过一首述志诗勉励自己："为凭炉火铸干将，不试顽石腰里藏；重逢再论平生志，莫笑今朝刺股忙。"

1945年，江静波以优异成绩从福建协和大学生物系毕业，翌年，拜入岭南大学医学院寄生虫学主任、一级教授陈心陶门下，开始研究生阶段的学习。1948年，他研究生毕业后获斐陶斐励学会奖（即金钥匙奖，过往奖励名额只有一人，唯一一次例外是1948年，双黄蛋颁给了江静波与徐秉锟，由于二人同为陈心陶弟子，时人称为"一门双杰"）。1952年全国院系调整后，江静波被安排在中山大学生物系任教（徐秉锟则去了华南医学院寄生虫教研室，陈心陶去世后继任教研室主任及中山医学院副院长），后任生物系无脊椎动物教研室主任和寄生虫学研究室主任。1965年，江静波积20年丰富教学经验和科学研究成果，出版了一部50万言的专著《无脊椎动物学》，被许多高等院校相继采用作为教材，此书后又多次修订再版，定为全国统一教材，并被推荐作为国际交流教材，受到世界各国动物学专家学者的广泛好评。1982年，江静波关于间日疟原虫的研究文章发表于《柳叶刀》，这是拨乱反正、恢复对外学术交流后，中国人发表于国际权威杂志的

第一篇文章。据刘凌云与郑光美的《普通动物学》记载,江静波当时是用自己的身体做实验,观察了间日疟原虫在人体内的生长周期,为疟疾的研究作出了不可磨灭的贡献。江静波在吸虫、钩虫、球虫等研究领域披荆斩棘,作出了全世界公认的开拓性贡献,荣誉等身。1982年,他获得英国皇家医学研究院颁发的热带病学研究奖。1985年,他又再被法国国家自然历史博物院教授会议一致推选为外籍院士。

1982年,江静波拟邀请当时国际寄生原虫权威——英国的甘南教授来中国访问。他与甘南从未谋面,却神交已久。这位科学巨人曾经将疟原虫在猕猴血管里繁殖的路径判了死刑:"疟原虫不能在猕猴休内存活。"但是,科学家不崇拜偶像,只崇拜真理,经过大量艰苦的科学实验,江静波发现:"人体的疟原虫,不仅可以在猕猴体内存活,还能传宗接代。"他推翻了旧有公认的结论,震惊了整个寄生虫学界。甘南从伦敦给他来信:"我要修正关于猕猴不能作'模型'的观点,是否可以允许我把你们的研究成果引用到我的著作中……"求真求实,虚怀若谷,这是真正的科学家本色。甘南是有史以来第一位正确描写疟原虫生活史的科学家,1948年,他与另一位学者共同发现疟原虫进入人体后,首先寄生于肝脏,而非血液。这一里程碑式的发现使得人类对疟疾的研究翻开了新的一页。此后所有关于疟原虫的研究都基于此发现之上。但是,甘南的伟大不仅仅限于他的杰出贡献,还在于他博大坦荡的胸怀——扶掖后学,甘为人梯。他把自己唯一的一本亲笔手书专著校正本连同署名照片寄给江静波,扉页上写着"以赞赏和尊敬的心情赠给中国疟原虫新学派的杰出代表江静波教授"。可惜的是,由于年老体衰,甘南未能应邀进行中国之旅，只能派出自己的得力助手布雷博士前往。

对于这位对中国如此友好的著名学者，江静波怀着钦佩和感激，向全国寄生虫学界发起倡议，征集论文辑成书，以此祝贺甘南81岁寿辰。倡议书发出后，得到了许多寄生虫学家的响应，论文陆续寄来。但是此时，他却收到了一位领导来信，认为江静波为外国学者祝寿一事奴颜婢膝，有损国格。当时"左"倾思潮仍未泯灭，这封"大义凛然""掷地有声"的信，实在令人恐惧。如果换作他人，也许就此罢休，或者不吭声继续我行我素。但是江静波偏不，他提起笔，洋洋洒洒写了一封16页纸的回信。主要内容如下：

"你们表示不打算为论文集撰稿，这事当然不应勉强，我写这封信不过是想借此机会表明我的一些看法……你认为'专为庆祝外国学者甘南的寿辰出版文集，与目前国情不相适应，我们对国内老前辈还没有这样表示过'，首先，我想了解一下，我国的国情是什么，承不承认我们是发展中国家？我们的科学技术和发达国家相比是否相对的落后？我们要不要赶上并超过他们？作为科学工作者，是否应该把以上情形看作是我国目前最主要的国情？

"至于这种'表示'，在我国是有先例的。新中国成立初期，苏联庆祝蠕虫学家斯克里亚宾的寿辰，我国著名寄生虫学家陈心陶教授等曾寄去论文为斯氏祝寿。这难道不是在党的领导下，对有卓越贡献的外国学者隆重而热烈的祝贺么？是的，我还没有看到一本论文集纪念我国的哪一位学者。但歌颂李四光的影片、描写陈景润的长篇报告文学，早已为全国所知。这些艺术作品与纪念论文集同是属于对一个有重大贡献学者的赞扬，所不同的是，后者不是采用艺术手法加以表达，而是通过同行自愿把科学论文在纪念集中发表的行动，体现出受纪念学者得到同行普遍的尊重，以勉励人们向他学习，为科学献身。这有什么不妥当之处呢？

"你信中以'对国内老前辈还没有这样表示过'为理由，认为我们不应先对外国学者作此'表示'。你的爱国思想溢于言表。但我以为，作为一个科学工作者，最基本的素质应当是'实事求是'。今年（1982年）是纪念达尔文逝世一百周年的日子，我国各地纪念活动的隆重与热烈是前所未见的。我们可不可以说，由于我们的爱国心、自尊心，就应坚决反对纪念英国学者达尔文，以免'长他人志气，灭自己威风'？

"现在我来谈谈为庆祝甘南寿辰出文集的事。国际原生动物学会在许多国家都设有分会。1981年为纪念甘南的八十寿辰出版了论文集，撰稿的科学家遍及英、美、意、印、苏等十多个国家，而我国的科学家是处于局外的。假如说，那是因为国情不合，那么，我们这个'国情'将意味着什么呢？我以为只能是闭关自守，把自己在国际科学界中孤立起来。这难道和我国派出大批留学生向发达国家学习的'国情'不会相矛盾么？

"1981年，我国也成立了原生动物学会，我是该会理事。我倡议我国原虫学家出版论文集为甘南祝寿，这除了对他表示尊崇外，还可以加强与国际原虫学家的交流，是有百利而无一害的……"

在回信中，江静波除了陈述此事的益处外，令人惊讶的是，他还对当时的荒唐现象进行了猛烈抨击，例如"文化大革命"把陈年旧例当作新发现，把过时工艺当作新技术，以"一无资料，二无图纸，三无专家，四无设备"为豪，看成是中国人的志气；如许多知识分子明哲保身，只要自己和一家人能够活下去，不再受打击，便是超乎一切的目标……"我们不少人就曾经在这样的思想状态下生活了很长时间，那些科学丑剧之所以能够登场，和我们科学工作者不敢说应该说的话，不敢做应该做的事，放弃自己对国家、对民族的责任有很大关系。"

信件的最后，江静波表示："至少在目前，我还将以自己认为对的方式，去为祖国做些有益的工作（出版论文集是其中之一）。经过正反两方面锻炼的我，将以排除阻挠和困难作为我的责任和乐趣。至于可能遭到的非议、挫折、障碍，我希望在正确的党的领导下，我能终于战胜它们。"

爱美易，为善不易，求真更难。但是衡量一个人是否值得尊敬，不仅仅在于他的突出贡献，而是他光明磊落的人格：求真知、学真学、养真德、说真话、办真事、做真人。只有这样的人格，才值得我们憧憬与肯定。只有这样的人格，才是我们社会的品格，我们的未来画卷才会继续涂抹着向上的底色，种山连绵不断的千树万花。

（本文参考了李春晓女士所著《长明灯》一文。）

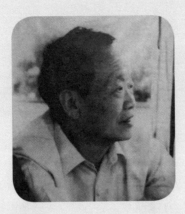

他打下的每一束光
都照亮了未来的路
——记我国著名寄生虫学家徐秉锟教授

　　徐秉锟（1923—1991），福建古田人。1945年毕业于福建协和大学生物系，1946年进入广州岭南大学生物系就读，1948年获硕士学位并被选为斐陶斐励学会会员（金钥匙奖），留任岭南大学医学院寄生虫科讲师，1956年晋升为副教授，1978年升为教授兼任寄生虫学教研室主任，1980年6月任中山医学院副院长、党委常委。曾任中山医学院寄生虫学教授、博士生导师、寄生虫学研究所所长、第一军医大学名誉教授、广东省寄生虫病研究委员会主任委员、广东省寄生虫学会理事长、河南省科协顾问、国务院学位委员会学科评议组成员与基础医学1组召集人、国务院学位委员会西医专家小组成员、中国寄生虫学会副理事长、全国寄生虫病专家咨询委员会副主任委员、英国皇家热带医学暨卫生学会中国分会会员、联合国热带病培训与特别规划联合协调委员会成员、世界卫生组织控制腹泻疾病规划委员会成员、世界卫生组织西太区血吸虫病指导委员会成员。

评价一个科学家取得多大成就，除了看他个人科研事业上的贡献外，还要看他是否站在了历史的彼岸，激励一代又一代科研工作者前赴后继。中山医学院原副院长徐秉锟教授便是这样一位科学家。他是我国现代寄生虫学奠基人陈心陶教授最杰出的一位弟子，如果说陈心陶的《医学寄生虫学》作为我国寄生学专业的经典著作，是专业人员必不可少的参考书，那么徐秉锟主编的第一、二、三版《人体寄生虫学》则在另一种形式上指导专业教师和医学生学习，影响之大、程度之深不亚于其师。

才华横溢的少年

徐秉锟原籍福建古田县，1923年12月12日生于一个基督教牧师家庭。父亲在他六岁时便因病去世，母亲不得不面对一贫如洗、负债累累的困境。但这位坚强能干的女性，依旧尽力把家里安排得井井有条，拉扯了三个孩子长大。在教会的资助下，徐秉锟三兄弟上了教会学校念书。

为了帮补家庭，徐秉锟小小年纪便被送去中药铺当学徒。高二时，日军飞机轰炸福建，在一次空袭中母亲不幸丧生。幸好后来徐秉锟的大哥进了海关工作，家里经济方才好转，徐秉锟与弟弟徐秉铮才得以继续深造。

1941年，徐秉锟毕业于福建英华中学，成绩极为优异，被好几所大学同时录取。但是，由于生活贫困，而福建协和大学又可以提供一年300个大洋的政府奖学金，因此，徐秉锟选择了医科预科（后转生物系）就读。在学校时，徐秉锟的爱好十分广泛，才干已经极为突出。他时常在报刊发表医学科普文章，稿费得以补贴生活费，到毕业时已经发表了200多篇。业余时，他也当过戏剧导演。据他的终生好友、同班同学江静波回忆，徐秉锟还曾被教堂里的乐师誉为"神童"。凡乐师在钢琴上奏过一次的乐谱，无论如何复杂，他都能复奏出来。

一门双杰

1945年徐秉锟与江静波双双以优异成绩通过毕业答辩，并同时被我国寄生虫学奠基人之一、岭南大学医学院的陈心陶教授招为研究生。徐秉锟的毕业论文是《邵武常见数种鱼类之内脏比较解剖》，江静波的则是《邵武牛体寄生之蠕虫》。后来，徐秉锟成了中山医学院寄生虫研究所所长，江静波则成为中山大学生物系寄生虫研究室主任。于岭南大学生物系读书期间，徐秉锟与江静波还同时被选为斐陶斐励学会会员（即金钥匙奖）。这种荣誉获得者以前每年只有一个，但他们却双双被选上了，被时人颂为"一门双杰"。

率先提出发展免疫寄生虫学和分子寄生虫学

除了跟随陈心陶进行血吸虫病的研究，继续将血吸虫防治工作引向深处外，从20世纪50年代开始，徐秉锟便开始参加中央组织的控制恙虫病在广州地区流行的工作，进行恙虫病流行病学、恙螨形态分类学、实验生态与防治等的研究。他不但摸清了恙虫病媒介种类在广东省的分布情况，并通过恙螨和鼠类的恙虫病立克次体分离确定了恙虫病的媒介种类和主要媒介种类宿主，其中许多是首次发现的恙螨种类，填补了国内外空白。他的研究为消灭恙虫病媒介恙螨地里纤恙螨提供可靠证据，该项成果早在

1960年便被《微生物学报》编委会推荐刊登到《中国科学》进行国际交流。他首次提出恙虫病预测预报的媒介恙螨生态学理论，为预测预报一个地区的恙虫病流行趋势提供了可靠的线索，同时也为消灭恙虫病提供了科学理论基础。他首次将放射性同位素应用于媒介恙螨的实验生态学研究，利用60COR射线诱导媒介恙螨遗传突变获得新的品系，该品系与原品系的杂交后代表现出遗传的优势。经过全市人民的努力，20世纪50年代中期，恙虫病终于停止在广州市流行，以至后来偶发病例都常被医生误诊，被当作疑难杂症处理。1978年，徐秉锟的《恙虫病防治研究》项目获得国家科学大会奖。

徐秉锟的贡献并不止步于恙虫病的研究。20世纪80年代后，他提出了数学分类的概念，包括聚类分析和排序，对并殖吸虫进行了研究，从量上分析它们之间的独立性和连续性，更科学地反映出生物种的真实性。这是寄生虫学发展的重要一

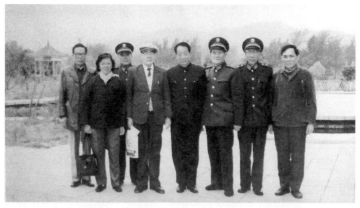

徐秉锟（右四）与江静波（左四）参加第一军医大学研究生答辩时与答辩委员邝丽贤、李英杰、黎家灿、陈观今等合影

步，标志着传统寄生虫学转向开上了分子生物学的快车道。今天，我国开展寄生虫基因DNA序列分析方兴未艾，这充分显示出了徐秉锟作为一名卓越科学家的远见卓识。我国著名寄生虫学家、"973首席科学家"余新炳教授评价说："徐秉锟教授倡导'正读反思'学术思想，推崇'成于思、毁于随'科学信条，勇于学术创新。他率先提出了发展'免疫寄生虫学'和'分子寄生虫学'的学科发展思路，为我国现代寄生虫学的发展作出了重要贡献。"

淡泊名利，宁静致远

徐秉锟为广东省特别是广州市控制消灭恙虫病作出了巨大的贡献，但是在"文化大革命"期间，他也受到冲击。在恙虫病研究进行得热火朝天，成果越来越丰硕时，他的科研突然被中止，另分配他去分析车前草。"人生里滋味万般，都只能接受和消受。"到底意难平时，徐秉锟便去爬白云山，在竹丝村门前的空地里种粉蕉（即小米蕉）。据徐秉锟夫人邓漪平回忆，徐秉锟的手极巧，小时候便会编织草鞋，在家里会穿竹帘，酿糯米酒，种出来的粉蕉又大又漂亮，收获的果实全分给了竹丝村的邻居。人生有着这样一种淡泊镇定打底，无论什么难处都可以慢慢消解，稳稳漫步。

1987年，徐秉锟早已是国内外闻名的寄生虫学家，在国内外担任了重要的学术领导职务，如国家学位委员会委员等，代表我国参加联合国卫生组织的会议。在国内外重要刊物上发表了150多篇论文，主编了近500万字专著。他还同时担任了多年中山医学院分管科研的副院长，为中山医学院发展为中山医科大学立下不朽的功勋。但是，他从不摆架子，从不炫耀，更不居高临下，一直低调谦虚、以身作则，教导弟子踏实做人，严谨进取。他的开门弟子詹希美获得博士学位后，想把恩师发表的文章收集起来，免得要查找时到处翻寻。但是徐秉锟说："我写的文章很多都已过时，有些一想起来便脸红，如果有时间我要重做实验重写文章。"

"花繁叶茂处拨得开，方见手段；风狂雨骤时立得定，才是脚跟。"随着许多重要寄生虫病被陆续消灭或控制，再加上学科重组和调整，寄生虫学和很多传统学科一样，面临着巨大的挑战，也蕴含着更广阔的发展空间。如何拨开这纷纭的学术迷雾，寻找出学科发展的新思路，徐秉锟为未来打下了一束耀眼的光。

（本文得到徐秉锟教授遗孀邓漪平教授、哲嗣徐瑞平先生，我国著名寄生虫学家黎家灿教授、詹希美教授、余新炳教授，我国著名寄生虫学家、中山大学中山医学院党委书记、寄生虫学教研室主任吴忠道教授的大力帮助，特此致谢！）

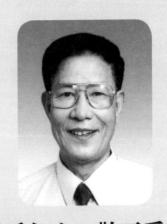

妙手仁心　敬天爱人
——记我国血管甲状腺外科创始人陈国锐教授

　　陈国锐（1930—2012），广东新会人。1954年毕业于广州华南医学院。中山医科大学外科教授，中山大学附属第一医院血管甲状腺外科主任医师，《中华器官移植杂志》副总编、《中华显微外科杂志》编委、《广东医学》编委、《新医学》编委。专长于甲状腺、甲状旁腺、周围血管疾患及水电解质代谢酸碱平衡失调外科。"带血管甲状旁腺异体移植术"获卫生部二等奖、乙级科学技术成果荣誉证书及广东省优秀科学技术研究成果三等奖；"螺旋渐闭式血管夹用于颈动脉等手术"获广东省高教局、广东省卫生厅联合奖励三等奖；"切除50%小肠后治疗门静脉高压症的食道静脉曲张破裂出血"获广东省卫生厅科学技术研究成果三等奖。

医生有很多种。上医医国，济世济民，孙中山是一种；以笔为刀，刮骨剔瘤，鲁迅是一种；悬壶济世，大医精诚，华佗是一种；不懈追求，做第一流的学问，屠呦呦是一种。陈国锐的医学人生与他们相仿，却走出了一条不一样的路子。他以事亲之心敬病人，以爱子之心爱学生，始终专注小小的手术台与讲台，于方寸之间，展现出一个医生的十足成色。

家世渊源

尽管半辈子都身处"几千年未有之大变局"的民国以及运动不断的新中国成立初期，但是陈国锐却总能得到命运的眷顾厚待，一生温柔敦厚、与人为善。

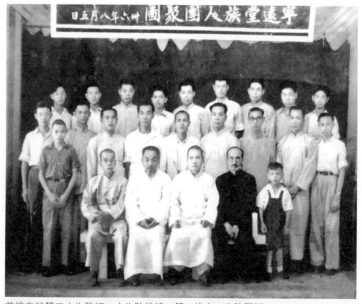

前排左起第二人为陈垣，中为陈维镳，第二排右一为陈国锐

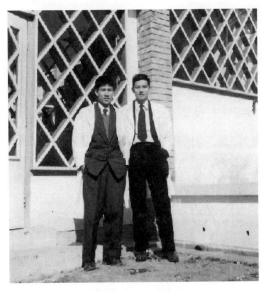

陈国锐在中山一院任
住院医生时，与欧阳
孝先生（右）合影

　　1930年6月14日，陈国锐生于广东新会一个医药世家，家中人才辈出。史学大儒陈垣即为其堂兄。尽管祖父早逝，陈家仍有田地数百亩，父亲陈维镳以宁远堂之名开设陈信义药材行，在各大城市都有分行。由于父亲主要在广州经商，陈国锐从小在广州大新路武帝巷一号的大宅子里长大，家中佣人成群。1948年6月，陈国锐从广州培正中学毕业后，在家备考，于1949年2月考进岭南大学生物系就读，半年后，转入医学院读书。人间路，快乐少年郎。岭南医学院自由宽松的读书风气熏陶了陈国锐热情开朗、热爱运动的性情，他酷爱足球、篮球等，曾代表岭南医学院参加省高校运动会获得短跑第三名。1954年，陈国锐以优异成绩毕业后留在华南医学院第二附属医院，1957年转入中山医学院第一附属医院工作。

科研贡献

也许是继承了先祖圆熟通融、善于周旋的处事作风，也许是在北京的陈垣的影响保护，也许因为母亲周瑞卿是归国华侨，"文革"期间，陈国锐从来没有受到大的冲击，也从来没有迫害过任何老专家、老干部。除了上级布置的一般性活动，他把主要精力放在工作和学习上，积极抢救和治疗病人，钻研各种疑难手术，不断充实提高自己的业务水平，进行临床总结，写出多篇高质量的专业论文。科研上他也不断有突破，特别是门脉高压和甲状旁腺功能低下症等专题的研究，为后来出成果奠定了基础。他还参与了广州地区医药卫生学术活动的组织工作，在当时相当困难的条件下，开展了大量有益工作。

改革开放后，陈国锐工作更加投入，1980年在国内发表"50%小肠大部分切除治疗食道静脉曲张破裂大出血"的第一

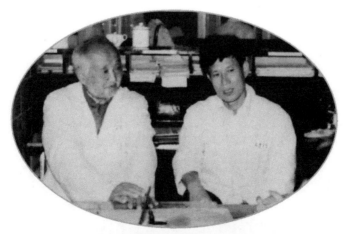

与恩师王成恩教授（左）进行病例讨论

例成功报告，另外，他所撰写的《免疫抑制药物对甲状旁腺移植的影响及术后并发症》，当时达到国内先进水平。1982年，陈国锐开展了全球第一例同种异体甲状旁腺移植术治疗甲状旁腺功能低下症，这是一项创新性的临床科研成果。过去国内外都有人尝试过甲状旁腺异体移植，但是效果不理想，报告的例数也很少。陈国锐在国际上首先采用流产胎儿的甲状旁腺，经过去抗原的处理后，作为供体移植于甲状旁腺功能低下症的患者，术后采用免疫抑制治疗，获得了良好的治疗效果。这项国际上首创并处于领先地位的技术，后来在国内获得广泛推广，有效地解决了许多患者甲状旁腺功能低下的问题，还引起了许多国外教授的兴趣，纷纷来信表示要来参观学习。

后来的陈国锐已经是"折枝为剑，化息为乐"的高手，但他依旧充满热情地研究怎样做得更好，不断有新发明创造问世，如研制了颈总动脉螺旋夹，用于巨大颈动脉体瘤手术中的血供控制，防止病人术后偏瘫等并发症，并改良了静脉曲张环缝术等。血管外科的高速发展，极大地支持了中山一院的器官移植工作，许多友科如妇产科、胃肠外科、肝胆外科、泌尿外科，以及中山大学肿瘤医院等也都在血管外科的支持下极好地完成了肿瘤切除后保留血管、重建血管的手术。

教学成就

1988年，时任中山医科大学校长的彭文伟任命陈国锐为教务长。陈国锐当起了全校教学的大管家，除了处理大量日常行政业务外，还花了大量时间和精力进行教材编写，制定教学大纲，组织中山医科大学参加全国医学院校的统考工作。在他的辛勤劳动下，中山医科大学在全国统考中屡获佳绩。此外，他还亲自担任讲授大课和全英班教学的繁重任务，因内容丰富、通俗易懂、生动有趣、深入浅出，而受到学生的欢迎。医生不是教出来的，而是浸出来的。医学理论在课堂上讲得再好，也不如实践来得深刻。沉浸于理论联系临床实践的教学全程，才能熏陶出下一代优秀的临床医生。为此，陈国锐坚持每周至少一次教学查房，启发学生进行临床思维，又无私地把自己的临床实践经验传授给学生。

他的学生、我国血管甲状腺外科领军人、中山大学附属第一医院原院长王深明至今仍然记得陈国锐教学时的情景："陈老师讲关于甲亢的大课时，在黑板上画了一个脸红、出汗、心跳快速的病人来解释甲亢的症状和发病原理、过程，非常生动。我们那时非常怕陈老师查房，因为怕他问问题回答不出，

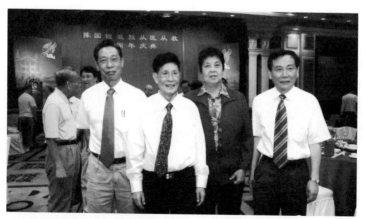

陈国锐从医从教56周年庆典上合影，从左至右为：钟南山、陈国锐、李少芬、王深明

所以一轮到他查房前一晚就开夜车看书复习。我跟了他这么多年，他一句都没有责备过我，做手术时怎么出针，出针后怎样放，怎么交到对面，一针一线的缝法，他都不厌其烦地教，我做不到，他也从来不说我笨。因为他知道我跟着他时紧张，他一说我就会更紧张。"

在王深明心目中，老师从来没有发过脾气。这数十年来，陈国锐非但以蓬勃的热情、持续的精力投入血管甲状腺外科工作，还涉足宽泛的普通外科领域，无论是胃肠外科、肝胆外科、泌尿外科还是乳腺外科的医生都对他非常敬佩。他从来不发脾气，不会在手术台上沉着脸对护士，更不会在手术台上骂人。无论是什么时候，对待何人，他都和颜悦色，非常客气，对待学生极其讲究方式方法，懂得如何因材施教。

医患情深

陈国锐见解深刻、学识渊博，对生命的体验、对人生的领悟、气度与见识都反映在他的待人接物上。在所有病人、同事、学生心目中，"锐叔"是个大好人。"文革"期间，陈国锐长时间在广东乡下参加巡回医疗，每次时间都长达几个月，其间不能回家，与农民"三同"，因此交了很多农民朋友，其中不少至今还与陈国锐子女有联系。

陈国锐女儿陈羽回忆说："爸爸下班，从单位到竹丝村的家也就几百米路，但是他起码要走半个小时，无论电工、仓库管理员、供氧工，谁都能聊半天。谁家里有事，一个电话就马上下来帮忙。"

　　陈国锐去世后，一次陈羽在家门口的OK便利店买东西，便利店的售货员问她为什么这么久见不到"锐叔"了，她当时非常惊讶，万想不到售货员竟然认识她爸爸和她。售货员解释说，他是陈国锐的病人，一次偶然提起自己不舒服，陈国锐便给他留下电话，告诉他自己是医生，让他来找。售货员后来才知道自己遇上了贵人，这个平易近人的老头子竟是远近闻名的大医生。

　　中山大学附属第一医院护士长廖培娇说："我先生因为胃不舒服，做了两次胃镜，第二次做完后取了部分组织送病理。病理科发出结果正常的报告。但是锐叔不放心，自己又跑了一次病理科亲自在镜下看玻片，结果给他发现了癌细胞，于是马上介绍我先生找胃肠外科的黄奕华教授做手术，现在十多年过去了，我先生还非常健康，工作生活一如常人。如果没有锐叔，我不敢想我现在将面临什么样的生活。"

　　20世纪60年代，有一位中年人来挂陈国锐的号，一直等到其他人都走了，才进来看。陈国锐诊完后让他去缴费取药，但是这位来自顺德陈村的农民却说他的钱只够挂号，再拿不出多一分钱了，陈国锐便自己掏钱帮他买了药。这药费对陈国锐也不是小数目，不过他很快就忘了这件事。20多年后的一天，一位年轻人来到中山医科大学附属第一医院，到处找陈国锐医生，原来他就是当年这位病人的儿子。改革开放后这位当年的顺德农民在陈村种花过上了富裕日子，现在已经年迈走不动了，便派儿子四处来找当年的医生还钱。

　　"文革"后期，中山医学院附属第一医院神经内科主任黄兆开患了结肠癌，发现时已经肝转移。由于当时老一辈专家大都被打倒靠边站，手术无人敢做。但是陈国锐这时挺身而出。手术非常漂亮！黄兆开的临床症状大大缓解，生活质量得到极大的提高。

一位叫金善美的病人患有右臀部蔓状血管瘤，这是一种复发率极高的难治性肿瘤，整个右臀部都是巨大肿瘤，从腰垂到大腿。这个年仅10多岁的小姑娘，来找陈国锐时几乎不抱希望，因为她以前找过的大医院的医生都告诉她没有办法了，但是陈国锐却收了她入院，愿意为她冒一次险。手术从早上8点做到下午6点，切完后再重新植皮。现在金善美已经年逾四十，提起"锐叔"她就语带哽咽："如果没有锐叔，我就要在轮椅上度过余生了。"

鹣鲽意重

在儿子陈铁和女儿陈羽心目中，父亲是位难得的好丈夫。爱妻潘瑞征老师由于"文革"时下乡劳累，患了肾结核，导致后来不得不换肾，生活极为不便。陈国锐一直悉心照料，事无巨细，呵护备至，所有的护理工作几乎都是他亲自动手，即使罹患肺癌需要入院治疗，还坚持给妻子验尿，看尿液颜色有无异常、有无沉淀，肾功能是否变化。

2012年11月6日陈国锐因病去世，在广州市殡仪馆开追悼会，当天来了1500多人。那时消息传播远不如今天迅速，但是人们却从四面八方赶来，送别他们敬爱又亲切的"锐叔"。他的中学同学粤语讲古大师林兆明、健力宝饮料的发明者欧阳孝来了，他的学生们来了，他的病人们来了……他们默默地鞠

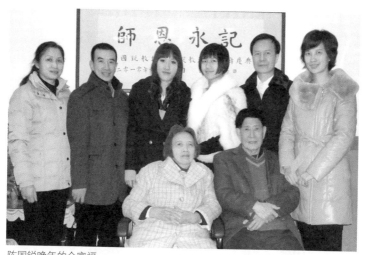

陈国锐晚年的全家福

躬，表达对这位"亲人"的哀悼与敬意！

中山大学中文系黄天骥教授在挽联中写道："大医济苍生，柳叶刀拯厄扶危，无私奉献，万众蜚声，赤子感恩思盛德；五纪传薪火，杏树坛栽桃育李，勤恳耕耘，一朝驾鹤，白云垂首哭良师。"这是陈国锐勤勉一生、荣耀一生的写照，亦是中山医学院学人治学、做人的精神标杆。

（特别鸣谢陈国锐教授哲嗣陈铁老师、千金陈羽老师，中山大学副校长肖海鹏教授，中山大学附属第一医院原院长王深明教授，以及教育处副处长王劲松教授、伍淑文护士长、廖培娇护士长，以及金善美女士、黄嘉宇先生提供大量宝贵资料！）

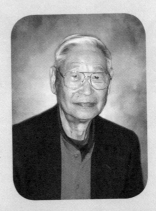

博爱遗广宇　松柏永垂青

——记我国著名放射学家郭广柏教授

　　郭广柏（1922—2018），广东番禺人。1945年毕业于湘雅医学院，获耶鲁大学医学博士学位。1949年8月1日，郭广柏受聘于岭南大学医学院及博济医院放射科，随谢志光学习放射诊断学及治疗学，历任岭南大学医学院、华南医学院、广州医学院、中山医学院主任医师、教授及中山医学院第一附属医院放射科主任。首创多学科结合会诊制度，论文《钡胶浆作鼻咽腔造影用以诊断鼻咽癌》被选送至莫斯科召开的第八届国际肿瘤会议。

2018年3月3日早上6点25分，此刻的寒风吹彻美国加利福尼亚州，我国著名放射学家郭广柏教授与世长辞，享年95岁。

艰苦求学，努力人生

1922年12月18日出生的郭广柏乃广州市珠江边的芳村花地东漖乡人士。父亲郭锡臻、母亲梁百就共生育了四男七女。郭广柏是三子，排行第九，下面还有四弟和七妹。虽然子女众多，家境并不富裕，但梁百就还是极为重视孩子教育，在那个文盲率高达80%的年代，梁百就还是让所有儿女都完成高中教育且绝大部分完成高等教育。为了方便孩子们上学，在郭广柏出生前，郭锡臻、梁百就将家搬到芳村隆昌中街的潘氏屋宇，即亲戚潘文政、潘薇筠的家。民国时期天花尚且流行，郭广柏不幸染上天花，并终生残留疤痕。

在芳村和西关完成小学启蒙后，郭广柏考入广州市立第三中学。当时大姐郭凤晓在美国密西根大学护理专业毕业后任夏葛医学院附属端拿护士学校（Hackett Medical Center 的 Turner Training School for Nurses）校长（1939年，郭凤晓因抗战率领护校迁至广东曲江，不幸患上霍乱殉职，终年约40岁），因此郭广柏得以在西关继续学业。1937年，抗日战争全面爆发，郭广柏开始随着二姐郭凤律、二姐夫严松祝带领的国军工程部车队走难。战乱中停留过广东韶关连县，在当地教会医院当过打杂推病床的工人，后来继续转战经湖南抵达贵州省贵阳市，在美军的汽车修理厂做学徒期间对汽车产生浓厚兴趣，并打算日后从事汽车维修，但是在家人的劝说下，他依旧考入贵州省立清镇中学完成高中教育，并随后考入湘雅医学院，随着学校辗转于贵阳、重庆。1945年8月15日日军投降后，郭广柏随湘雅医学院迁回湖南长沙，并在那里顺利毕业，完成了11个月的实习，并取得耶鲁大学医学博士学位（注：美国耶鲁大学同学录档案注以Dr.Kwong Pak KWOK M.D.）。

解放战争的硝烟越来越烈，医院里国民党的伤兵越来越多，战火不可避免地烧到了岳阳城。郭广柏思母心切，决定首次返回到家乡广州陪伴母亲。当时他身无分文，为了凑到一张火车票，他便悄悄去了卖血。1949年6月15日至7月15日，郭广柏在柔济医院（Hackett Medical Center的David Gregg Hospital）完成了最后一个月的实习。当时，梁百就病重，郭广柏回乡下把母亲放在背上，步行兼搭小艇，几经周折终于把母亲带至博济医院治疗，虽然回天乏术，但也在母亲弥留之际

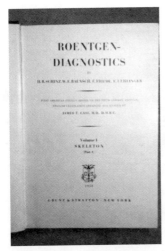
谢志光所赠送一生珍藏的专业英文书

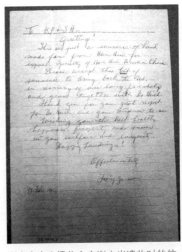
谢志光夫人梁侬文交谢志光遗物时的信

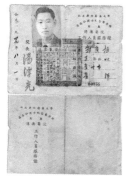
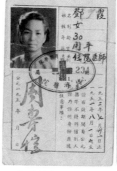
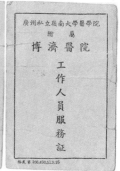

郭广柏在博济医院的工作证　　郭广柏夫人邓少霞的工作证

陪伴左右。

　　1949年8月1日，郭广柏受聘于私立岭南大学医学院之博济医院放射科，随恩师——我国放射学奠基人谢志光教授学习放射诊断学及治疗学，开始在岭南医学院、博济医院以及后来合并而成的华南医学院、广州医学院、中山医学院历任住院医师、主治医师、主任医师、教授，并担任中山医学院第一附属医院放射科主任直至退休。

设立多学科会诊制度

　　郭广柏将所有青春及才华都奉献给了放射医学，1962年，郭广柏的论文《钡胶浆作鼻咽腔造影用以诊断鼻咽癌》被选送至莫斯科召开的第八届国际肿瘤会议，但是由于他的姐妹都在国外居住，因此政审不允许出境，改由他的学生潘国英代为出席宣读。当时中国的科研能够得到世界认可的寥寥无几，因此郭广柏一时

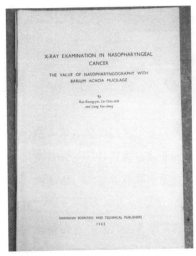

郭广柏论文被世界卫生组织选中在
莫斯科举行的国际肿瘤会议上发表

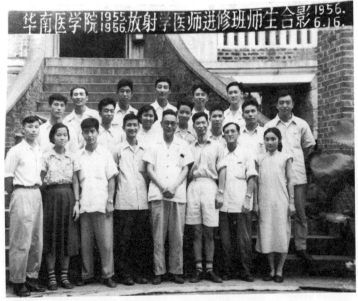

前排左五为谢志光、左六为郭广柏

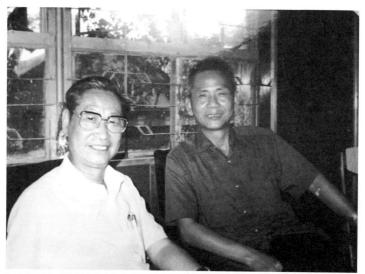

1985年6月，郭广柏（左）与学弟黄尚武合影

名声大噪，但他将功劳归于恩师谢志光的鼓励与教诲。由郭广柏
设立的多学科结合会诊制度被沿用至今，在多家医院广泛使用，
造福无数病人。

　　1985年郭广柏退休后移居美国加利福尼亚州屋仑市。此
时他已年过花甲，但是他依旧不懈努力。尽管在一个完全不
熟悉的环境里，他依旧在移民后不久就报考和通过了加州X
光技术人员考试并获得执照，1986年中受聘于Alameda郡的
海伦医院（Highland Hospital），到1995年再退休。即使
退休在家，他仍然订阅美国医疗杂志以保持科研敏锐，1999
年他还写了《X线百年进展》一文在湘雅校友会上发表。

"三谦"品格

郭广柏的弟子、中山大学附属第一医院放射科教授许达生形容恩师为人"三谦"：谦虚、谦让、谦厚，终生与人为善。在他已经是高年资教授时，不管病理科还是五官科，无论医生年资高低，他一律虚心请教，从而更深入地了解鼻咽癌的生长特点。

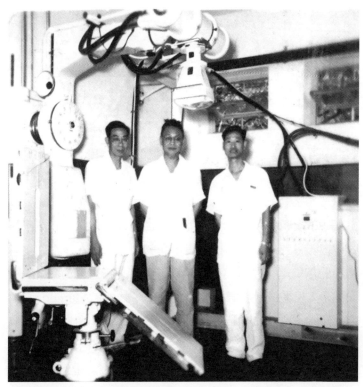

左起刘子策、谢志光、郭广柏，X光机是捷克机500mA，摄于1959年

　　郭广柏的哲嗣郭元乐回忆说，父亲的医术高明，擅长沟通，总是站在病人角度考虑，很懂得安慰病人。1978—1979年，他曾经在中山医学院第一附属医院放射科进修，其间亲眼看见父亲行医施术。有病人找郭广柏会诊，他看完X光片后，会从病人、家属以及医护人员三个角度向病人解释病情，提出治疗方案，指出方案可能存在的后果，病人最后都满意离去。"文革"后期，南海舰队有一位司令员胃部不适，找到郭广柏，在X线引导下进行了造影检查，诊断为"胃炎"。但他还是不放心，又自行去了北京301医院检查，这次被诊断为"胃癌"。忐忑不安的司令员思前想后，还是找回郭广柏和陈国桢分别检查，依旧得出"胃炎"的诊断。这位司令员不死心，又到了301医院重做，301医院在参考了郭广柏和陈国桢的意见后，推翻了原来的诊断，认定为"胃炎"。司令员这回放心了，回到广州后，他特地用吉普车接载郭广柏和陈国桢到他家中，用四川家乡菜好好招待了一番。

　　在郭元乐心目中，父亲是一位正直勤奋、低调严谨的学者。"文革"期间，许多学术权威被打倒，但郭广柏依旧对恩师谢志光、师母梁依文恭恭敬敬，终生珍藏了谢教授生前在北京医治期间给他的来信——关心放射科同事们是否有受到"文革"的冲击并留下诚恳的遗训。即使谢志光去世后，郭广柏依旧对梁依文执弟子礼。郭元乐记得，一次父亲带他去中山医学院大操场西南角的红楼理头发，当时中山医学院院长柯麟被软禁于此。郭广柏环顾四周，见除理发师外并无他人，便上前压低声音，低沉有力地呼唤了一声"柯院长"，柯麟也回了一声"郭主任"，两人双手相握，四目相对，虽然再也没有说过一句话，但彼此的鼓励与安慰都在不言中。

我国放射科学泰斗、中山大学附属第一医院放射科教授孟悛非1983年进入放射科工作，跟随郭广柏学习，在他心目中，郭广柏基础理论扎实，临床及教学经验丰富，工作认真负责，对病人同事态度和蔼，工作精益求精，教学耐心细致，在华南放射学界极有影响力，是继谢志光之后承前启后的一位人物。

花开一季，亘古留香。郭广柏用辛勤的汗水浇灌着华南放射科学田园，是中山医学院历届放射科主任中最受人尊敬、最富感召力的一位。他毕生为着解除人类病痛而工作，刻苦精进、淡泊名利、无私奉献、甘为人梯，直至生命的最后一刻。他的功绩将不朽于放射科事业，永垂于放射科青史。

（感谢郭广柏教授哲嗣郭元乐先生，中山大学附属第一医院桂治宁教授、许达生教授、孟悛非教授、杨建勇教授、向贤宏副教授、中山大学孙逸仙纪念医院梁碧玲教授、沈君教授接受采访，并提供宝贵资料！特别感谢原中山医科大学校长卢光启教授！）

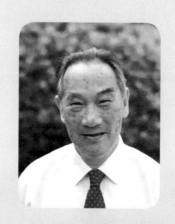

一生堪慰报国情
——记我国中西医结合奠基人欧明教授

欧明（1924—2017），广东顺德人。1942年就读于岭南大学医学院，1949年1月担任中国人民解放军粤赣湘边区纵队军医，1950年4月在华南分局党校医务科先后任职副科长、科长，1956年8月来广州中医学院工作，历任教务科科长、内科学基础教研组负责人、广州中医学院附属医院内科医师、副院长、广州中医学院教务处副处长，广州中医学院副院长及内科副教授、教授，兼任广州中医药大学临床药理研究所所长，《广州中医药大学学报》《中药新药与临床药理》主编，直至2000年离休。为广州中医药大学终身教授，首批享受国务院特殊津贴专家，首批获中西医结合硕士、博士学位授予权的研究生导师，国务院学位评定委员会第一届学科评议组成员。

2017年7月19日上午，欧明教授走了，随之远去的是中西医结合一代奋斗史！痛乎我校，惜哉同道！

欧明为广州中医药大学终身教授、博士生导师、原广州中医学院副院长，是我国著名中西医结合专家、中西医结合医学奠基人之一、中医英译的先驱。

欧明原名欧振远，生于1924年12月。"振远"这个名字威震四方、气势不凡。武侠作品里，镖局最爱用的名字便是"振远"，可见欧父对儿子的殷殷寄托。

1942年，欧振远从岭南大学附中毕业，考取岭南大学医学院。在港澳时，欧振远便与原中山医科大学校长、我国传染病学奠基人之一的彭文伟结拜为兄弟，彭文伟年岁最幼，为十弟，大哥为香港著名实业家杨永德，欧振远是八弟。

但1942年恰是抗日烽烟最烈之时，广州已沦陷，欧振远便与岭南医学院一起迁至江西永新，暂借江西国立中正医学院的校舍开课。战时纷乱，但岭南医学院依旧俊彦云集、嘉树满园，有陈心陶、许天禄、许汉光等，都是我国医学各专科的奠基人。岭南医学院的学生读书向来心无旁骛，欧振远勤奋刻苦，成绩尤为突出。当时，同班有一女同学叫张静娴，人如皎花照水。王子与公主恋爱了，从此风雨同舟，甘苦相随，无论月升月落，一相知便是75年。

1948年秋，欧振远与张静娴完成了岭南医学院所有课程，开始在博济医院实习。还差五个月结束实习时，张静娴的表姐与地下党素有接触，便动员二人离开医院，到粤赣湘边纵队去，因为前线需要医护人员。恰欧振远与张静娴已对国民党极为失望，便听从表姐安排，悄悄离开博济医院，去往香港。在香港，他们结为秦晋之好，同学好友简竹专的爸爸、著名爱国民族资本家、南洋烟草公司创办人简玉阶为他们证婚。婚后，欧振远与张静娴悄悄加入了中国共产党，并分别改名为欧明、张青，从此，岭南医学院学生名录上再也找不到他们的踪迹。

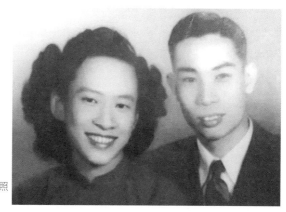

欧明与张青结婚照

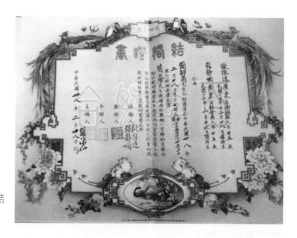

欧明与张青的结婚证书

1956年，全国创建首批中医院校，欧明临急受命创建广州中医学院（今广州中医药大学），为我国中医高等教育的发展立下汗马功劳。中医药要走向世界，中医药理论要获得国际医药界的理解与认同，必须与现代科学技术（包括现代医学）相结合。为用外语表达中医名词术语、运用现代科学原理阐明中医的理论体系，欧明探中医英译之蹊径，架中医西学之梁津，历经20余载，编著了《汉英中医词汇》《汉英中医辞典》《汉英常用中医手册》等辞书，形成了自己的英译学派，被誉为"北谢南欧"。

从20世纪70年代起，欧明积极提倡和支持开展中医药学现代研究和中西医结合研究工作，在中西医结合治疗心血管疾病研究方面有重大建树。他是国家"七五"科技攻关项目《中医、中西医结合疗心血管疾病》课题组组长，主持完成《毛冬青甲素治疗充血性心力衰竭的临床与实验研究》课题；指导国家、省、厅局级科研课题多项；曾编写著作10余部，科学论文20余篇，先后招收博士研究生8名，硕士研究生16名。得欧明开创之功，从此我国中西医结合蔚然成风。

欧明学识渊博，视野开阔，一生忠于个人信仰，对党、国家和人民忠心耿耿，是彻底的唯物主义者，在教书育人、研究著述、学术领导以及国际交流方面都功业卓著，对中西医结合的心血管病治疗、中医英译的研究作出了巨大贡献，等身鸿文，泽被学林，学问人品，永垂后世！

（特别感谢欧明教授遗孀张青女士、中山大学生理学系侯慧存教授！）

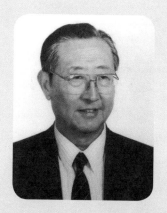

他的名字永远值得记取
——记我国传染病学家彭文伟教授

彭文伟（1925—2016），广东中山人。彭文伟曾分别就读乐昌中山大学医学院、曲江岭南大学医学院、成都华西大学医学院，1949年获美国纽约州立大学医学博士名誉学位，曾任中山医学院副院长，中山医科大学校长，第20届中华医学会副会长、常务理事，卫生部高等医学院校临床医学评审委员会第三、四、五届委员，享受国务院政府特殊津贴，大半生奉献给新中国的医学教育及传染病学发展，开改革开放后国内医学外交先河。退休后，还于2000年主编了435万字大型专著《现代感染性疾病与传染病学》，是新中国成立以来首次将感染性疾病与传染病学结合的专著。

老校长引领杏林，学苑已流芳，举世医坛称泰斗。

大国手飞升仙界，雄文犹在眼，中山弟子哭良师。

　　　　——中山大学中文系黄天骥教授为彭文伟撰写的挽联

　　彭文伟教授是中国现代医学教育、传染病学和流行病学的奠基人之一，曾任中山医科大学校长、第六届广东省政协常委、中华医学会副会长、中华医学会广东分会副会长、广东省科协副主席、广东省传染病与寄生虫病学会主任委员、世界卫生组织传染病学顾问、伦敦皇家热带病学会及亚太肝病学会会员、澳大利亚悉尼大学卫生学院名誉院士、著名传染病学家、博士生导师、享受国务院政府特殊津贴专家……

　　尘世的加冕极为璀璨，可是我想，最能概括他一生的也许应是一个朴实的头衔——中华人民共和国一位尽责的公民。他这一生，清白坦荡，了无污点，无论岁月几番陵谷，都在坚守自己的独立人格，都在为他人的自由谋取福祉。他的名字永远值得记取。

　　彭文伟出身杏林世家，大半生奉献给了新中国的医学教育及传染病学的发展，在担任中山医科大学校长期间，开改革开放后国内医学外交的先河。彭文伟退休后，还于2000年主编了435万字大型专著《现代感染性疾病与传染病学》，是新中国成立以来首次将感染性疾病与传染病学结合的专著。彭文伟的学生们评价自己的恩师：治学严谨，为人正派，"有教无类"，年轻人只要努力上进，他都给予机会，培养成才。

　　1961年防治霍乱总结大会举行，医学家叶惠芬带领广东防

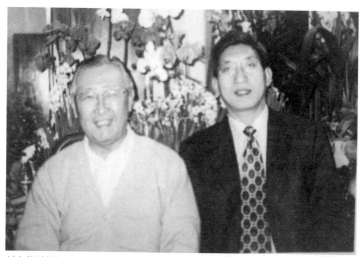

彭文伟教授与弟子曾益新院士

疫团队出席会议。她的儿子彭文伟作为临床防疫工作的代表出席。当时中南局的书记陶铸在大会上风趣地说："战场上的父子兵我见过，但母子兵，尤其是卫生战线的英雄母子兵，我还是第一次看到。向你们母子表示祝贺和感谢。"

彭文伟出身杏林世家，母亲叶惠芬在1954年首先人工培养钩端螺旋体成功，创建广东生物制品研究所；父亲彭利是中国第一位细菌学家，曾执教过岭南、中大、光华三所医学院。

彭文伟1925年出生于广东中山。曾分别就读乐昌中山大学医学院、曲江岭南大学医学院、成都华西大学医学院。在华西大学医学院，彭文伟在最考记忆力的药理学考试中，考出了授课教授30年教书生涯中唯一一个满分。毕业时，彭文伟获得七年制学生成绩最优奖，还获得了美国纽约州立大学医学博士学位。

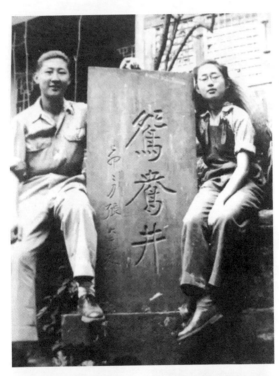

彭文伟与未婚妻侯慧存合拍于四川青城山上清宫道观，摄于1946年，"鸳鸯井"三字为张大千所题

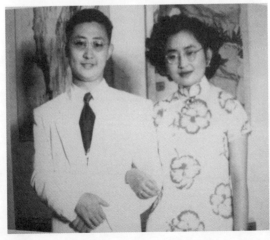

彭文伟与夫人侯慧存的结婚照，摄于1949年。当时他们刚毕业，打算返回博济医院工作。这一辈子，他们从未红过脸

致力传染病学的发展

1949年，彭文伟与我国病理学奠基人侯宝璋长女侯慧存结婚，婚后，他们放弃出国，一同到广州加入博济医院（现中山大学孙逸仙纪念医院）。新中国成立后，彭文伟受命成立传染病教研组，当时国内流行病学的教材多是以苏联教科书为蓝本，彭文伟被安排先学俄文再去北京学流行病学，用一个月的时间"突击俄文"，彭文伟每天背诵120个单词，很快征服了俄文。

1955年，彭文伟参与组建中山大学附属第三医院的传染病科。在他和朱师晦、姚集鲁等人的努力下，中山医科大学传染病学的学术地位与影响力从广东扩展到全国，乃至在海外也有一席之地。1984年，他出任中山医学院院长，中山医学院更名为中山医科大学后，他继续出任校长。

首招外籍医学博士

1983年，彭文伟成为中国第二批博导，一共培养了硕士5名，博士生20名，包括中国首次招收的一位来自澳大利亚的外籍医学博士生。我国著名生理学家王庭槐回忆起彭文伟上课时的情景说："彭教授每每刚进教室，上课铃就响了，他的守时准点，给大家留下深刻印象。他每讲完一小节就把右边的板书抹去，在左边再添一行，两节课下来，黑板左侧纲目井然，右侧干干净净。"

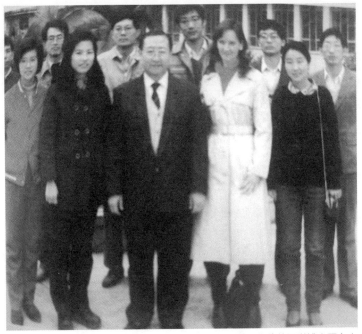

彭文伟教授与他的八位博士生,其中的佩吉为新中国第一位外籍医学博士研究生

开医学外交的先河

1982年,彭文伟主持接待了西方医学界第一架访问广州的专用飞机——奥比斯眼科飞行医院。奥比斯是一个中立而非牟利的国际人道主义组织,以扫除发展中国家可预防的盲疾为使命。该院也是全球唯一的流动教学医院,常与目的地医护人员互相交流,提升当地救治失明的技术和水平。

当时我国刚刚改革开放,几乎无人具备接待经验,中方人员也不能随意登机。彭文伟负起接待的全部责任。在他出色的协调下，中山医学院完成了改革开放后第一次成功的医学外交。此后，许多想来中国的外国医学界人士都想办法和中山医学院联系，以便取得有彭文伟签名的邀请信。中山医学院也因此成为中国与西方医学界接触的窗口。

（本文参考了刘智鹏、刘蜀永所著的《侯宝璋家族史》，特别感谢彭文伟教授遗孀侯慧存教授、中山大学副校长黎孟枫教授、中山大学附属第三医院传染科原主任姚集鲁教授接受采访！）

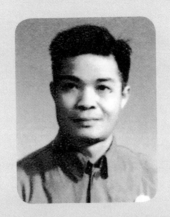

岁月只有刹那温柔

——记博济医院普外科创始人黄盈医生

　　黄盈（1925—1970），广东合浦（今属广西）人。1949年8月毕业于湖南长沙湘雅医学院，1950年加入广州博济医院工作，先后任外科住院医师、住院总医师、助教、讲师，中山医学院附属肿瘤医院外科副主任，中山医学院第二附属医院外科副主任。1952年7月，黄盈被选为广州抗美援朝手术队副队长，在朝鲜志愿军卫生部第一基地医院工作，荣立三等功，1953年9月回国。1964年6月29日任中山医学院第二附属医院外科副主任。1970年8月6日去世。

高贵的灵魂，不喧哗，自有声。或许几十年流过，无论多少惊才风逸，落在故人们眼里，都只能随风一笑。但错付了岁月的满腹锦绣，终究不能让人轻易忘记。

生平经历

黄盈，生于1925年10月9日，祖籍广东合浦（时合浦属广东省管辖，今属广西），旧址在合浦县城大南门外蓝围。祖父黄家诊是位商人，家中略有田地。父亲黄国全是位读书人，可惜在他只有几个月大时便去世。黄盈与姐姐黄和平自幼跟随母亲蒋爱伦长大。蒋爱伦是位倔强的女子，她在南宁的小乐园医院（今南宁市人民医院）找了份洗衣服的工作，一边工作一边读书，独自将一儿一女拉扯成人。20岁那年，她毕业于基督教办的南宁小乐园护士班，毕业后担任了九年护士长，由于医术高明，之后她应基督教会要求，于1936年在玉林开设蒋爱伦医务所，任妇产科医生，主要为当地老百姓进行新法接生，普及科学分娩知识，大大降低了当地的孕产妇和新生儿死亡率。

黄盈从小就在教会小学读书，1934—1935年就读于南宁三育小学。1935—1938年就读于广州农林下路的三育中学。1938年广州沦陷，三育中学迁至香港沙田再到清水湾，黄盈跟随学校迁至香港，在学校寄宿读书。太平洋战争爆发后，日本占领香港，在日占20多天后，黄盈与他的同学们自费离开香港至深圳、惠州、老隆、曲江，再坐车回广西玉林。离开时，教会发给每人一袋干粮，沿途则由各救济机关补助费用。

1942年夏，三育学校全体迁移至重庆。当时黄盈行至桂

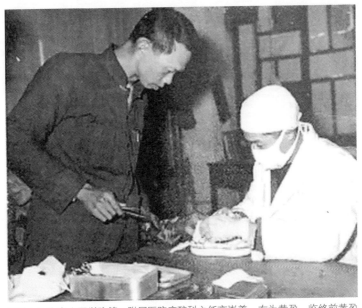

照片上左为中山医学院第二附属医院麻醉科主任高崇善，右为黄盈。临终前黄盈一直担任医院外科副主任，手术干净利落，常令旁观者叹为观止。当时大外科尚未细分出各专科，普外科的医教研工作由黄盈负责，大部分高难度手术都由他施行，为日后中山大学孙逸仙纪念医院的普外科创立、发展和壮大奠定坚实基础

林，听到通知后，便找到学校，打算到重庆继续学业。到了重庆后，由于不满教会学校教学质量差，1943年5月便转考入贵阳第一华侨中学读高三。1944年12月，他顺利考入贵阳湘雅医学院，并在1946年6月随湘雅医学院迁回湖南长沙。1949年8月，他以优异的成绩毕业于湘雅，并获授耶鲁大学医学博士学位。此时，他的理想是当一名外科医生。毕业后，他首先在广西南宁小乐园医院任外科医生，由于他实习时的医院是广州博济医院，因此，1950年3月，便顺利加入博济医院任外科医生，兼岭南大学医学院外科助教。

在抗美援朝医疗队中

1952年，黄盈被选为广州抗美援朝手术队副队长，在中国志愿军卫生部第一基地医院工作，奋战在抗美援朝最前线，得到了党组织的高度评价，荣获三等功。

在抗美援朝工作中，他无私奉献，昼夜不停工作，捐血600毫升，给伤员捐款人民币26万元，香烟30盒；他大爱无疆，一位朝鲜妇女被敌机炸伤，情况危殆，术后由于失血过多，续发休克，他一夜无眠紧急抢救，终于跑赢死神，患者转危为安，日常工作中还非常注意尊重朝鲜老百姓的门诊工作和

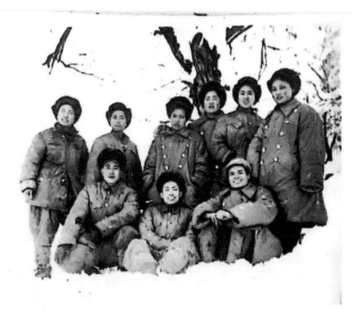

照片前排右一为黄盈，摄于1953年3月，时朝鲜大雪，黄盈一直工作在抗美援朝第一线

风俗习惯；他从令如流，视死如归，以身作则，党指到哪里就去到哪里，圆满完成紧急的备战工作，从未表现出厌战或希望速胜的情绪；他团结协作，除了担任医训班的教学工作，还在临床上对助理军医及护士进行技术指导，谦逊和蔼，从不计较个人得失；他公而忘私，在中队伤员伙房不慎失火时，他第一个冲出去扑进火场，抢救国家财产，棉衣上着火也不停止，直到扑灭火灾；他聪明灵巧，医务用具不够时，想尽办法钻研，如因地制宜创造了一个潮氏引流器，解决了伤病员引流的困难。由于黄盈体贴入微，受到了伤病员的喜爱和表扬。很多伤员在临转回祖国时，都不舍流泪。回国后依旧牵挂着他的安危，来信感谢。这样的信他收到30多封，一位朝鲜战士说："你们黄队长太好了，就像母亲一样照顾我们。"另一位名叫

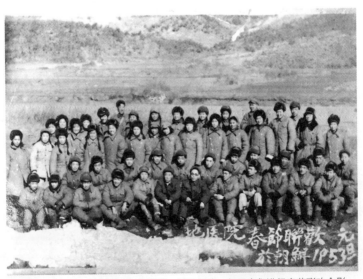

1953年元旦，在中国志愿军卫生部第一基地医院，与同事们进行春节联欢合影

张君而的伤员则说："我经过几个医院，真没见过你们黄队长这样的好医生。"回国后，他还向运送的战士说："我永远也忘不了黄队长的好处。"一位叫吕殿臣的"小四川"说："我一定听您的话，好好休养，等我接上假肢后，为党作更多的工作，来报答你对我的照顾。"就连一位叫哥纸锡克·保罗的战俘，也对人民日报的记者说："中国医生对我们的治疗尽了最大的努力，他们给了我们和中国伤员一样的待遇。"

黄盈才华横溢，聪敏勤朴，大事严谨细致，小事疏狂糊涂，为人风趣幽默，一生酷爱打乒乓球，是中山医学院柯麟院长的好球友。黄盈离世时年纪尚轻，也挂不上先贤墙，因而知道的人不多。在浪涛滚滚的大时代下，他的生命和成就都显得微不足道。但丢失了的星星，始终闪烁着美丽的光芒，悬挂在记忆的上空，总有一日会被找回来。

（感谢黄盈医生千金黄敏女士、中山大学孙逸仙纪念医院原党委书记刘尚礼教授接受采访！）

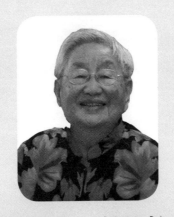

斯文远去　懿德长存

——记我国著名生理学家、医学教育家侯慧存教授

侯慧存（1926—2018），安徽怀远人。1949年毕业于华西大学医学院，进入岭南医学院及博济医院工作。历任中山医学院生理学助教、讲师、副教授、教授。其间曾任美国南伊利诺伊州大学生理学客座教授，1992年10月正式退休。侯慧存教授治学严谨，学识渊博，论著丰硕。潜心于消化生理、心血管生理和针刺机制的研究，在国内外杂志发表科研论文多篇，研究成果曾在全国及广东省有关会议进行交流。曾任中国生理学会会员。工作期间积极开展医学英语班教学，其成果获广东省优秀教学成果一等奖，为生理学全英班教学奠定了基础。

2018年1月22日下午5点，侯慧存教授寿满天年，岭南医学院一代名角谢幕，留下民国学人最后的优美。

名门闺秀

侯慧存教授生于1926年6月15日，是我国病理学奠基人之一的侯宝璋教授长女，我国传染病学泰斗、原中山医科大学校长彭文伟教授夫人。她幼承庭训，聪明颖绝，在良好的文化氛围中成长。侯宝璋除了在医学造诣上卓越不凡，文学素养也极为深厚，擅书法，工诗词，亦具品题、鉴赏水平，是一位博学多艺、交游广阔的学者。在侯宝璋的众多子女中，唯一对文学怀有浓厚兴趣的就是侯慧存。春天的丁香花架下，夏天的玫瑰

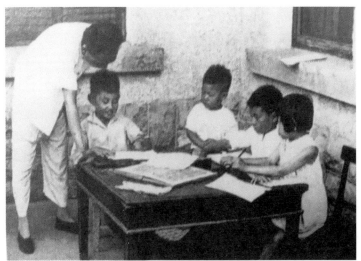

1933年侯宝璋在济南家中教孩子们写大字，从右至左为侯慧存、侯健存、侯励存、侯競存

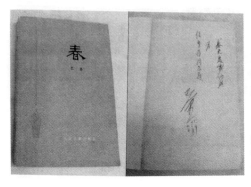

1981年，巴金复出后送给侯慧存一本亲笔签名的书《春》，上面写着《春》中的最后一句话："春天是我们的。"这既指40年前巴金与侯慧存相识的那个春天，也寓意国家的美好时代已经到来

花丛中，秋天的紫藤花阴里，都留下侯慧存听父亲教授诗词的身影，这奠定了她坚实而雄厚的文化基础。

侯慧存对文学的兴趣，使得她在四川的大后度过了一段快乐时光。抗战时期的成都华西坝，人文荟萃，大师云集。因为父亲的缘故，侯慧存得以认识一大批文学名宿，如顾颉刚、陈寅恪、钱穆、商衍鎏、巴金、老舍、叶圣陶、冰心等，在他们的熏陶下，侯慧存参加西风杂志社林语堂主办的"天才梦"征文比赛，勇夺探花，而第一名的获得者是后来名扬四海的张爱玲。

侯慧存的青春年华刚好遇上中华民族浴血奋战抵御日寇的困苦时期，国难当头，民生多艰，侯宝璋这样的大教授，也难免陷入困境。虽然夫人廖文瑛（李鸿章外甥女）持家有道，一家九口人也仅仅勉强够温饱。侯慧存曾经回忆说，在抗战最困难的时候，一次冯玉祥来家里作客，但是家里已经一点米都没有了，廖文瑛急忙悄悄拿东西去当，换米招呼客人。但是冯玉祥识穿了她的企图，一边呵呵大笑，一边让勤务兵搬了一袋面粉进来，请巧手的女主人烹饪。原来他早就知道侯家此时已经无米下锅。

虽然家境已经困难至此，但是侯慧存学习成绩优异，年年考第一名，可以得到连饭费在内的全额奖学金，并连续跳级。因此侯慧存上大学时才刚满16岁。侯宝璋挚友老舍非常喜爱这个小忘年交，期待她可以考读中国语言文学系，但是侯宝璋对她说："现在的情况，女孩子读文学非饿死不可，你自己决定吧！"考虑到当时学医，可以获得奖学金，读其他学科则没有资助，侯慧存只好屈从于现实。这也令老舍感到非常遗憾。

在华西协和大学医学院就读期间，侯慧存和同班同学彭文伟有了红叶之盟。1949年，他们毕业后，同时获得了纽约州立大学医学博士学位，可以在美国行医，他们的老师也为他们安排了各种有前途的差事。但是他们商量后，还是决定留下来为新中国服务。彭文伟是广东人，我国细菌学先驱彭利之子，抗战前就读于岭南大学医学院。他渴望回到家乡、回到母校工作，于是和侯慧存结婚后，一起回到广州，加入岭南医学院及博济医院内科，从此侯慧存留在了岭南，学会了"听起来像吵架一样"的广东话，将一辈子奉献给了岭南地区的医学事业。

雏凤清于老凤声

彭文伟与侯慧存育有一子一女，亦是人中龙凤。女儿彭倚云下乡多年后，凭同等学历获得了英国伦敦大学学士和牛津大学的博士学位。她考取牛津大学的经历很为当时中国驻英使馆赞赏，撰文刊登在《人民日报》《解放日报》和《羊城晚报》

上。其中一段内容很能反映彭倚云不卑不亢，保持思想独立、精神自由的学人气质：

世界著名行为治疗专家、英国牛津大学阿加尔教授接受博士研究生彭倚云面试时，两人争论得颇有"火药味"。

阿加尔："你以为你可以说服我吗？"

彭倚云："只有实验本身能说服你或者我。"

阿加尔："就凭你那个实验方案？我可以指出它不下十处的错误。"

彭倚云："这只能表明实验方向还不成熟。要是你接受我当你的学生，你自己可以把这个方案改得尽善尽美。"

阿加尔："你想要我指导一个反对我理论的研究生吗？"

彭倚云："我是这样想的。"

就因为这两个小时的争吵，使得彭倚云"福从天降"。四五年才收一名研究生的阿加尔教授把如此难得之"福"给予了这位中国姑娘。

2010年夏天，彭倚云的女儿婷婷获得了耶鲁大学法学博士学位。目前已经是纽约市一名大律师。

彭文伟与侯慧存的儿子彭有为克绍箕裘，1982年毕业于中山医学院后，赴美国深造神经科。1989年获得博士学位后，分别在约翰·霍普金斯大学和杜克大学任教。

桃李不言育英才

中山大学中山医学院生理学教授、中山大学新华学院校长、广东省生理学会理事长、著名生理学家王庭槐教授是侯慧存的学生。他回忆说："侯慧存教授的英文非常好，对学校的英文教学贡献非常大。她是学校首届全英班的骨干教师，生理专业英语就是由她负责。我当时刚刚毕业到生理学教研室，教研室主任安排我们两位新教师接受助教培训，要求先过专业英语关，请侯慧存老师每周二、周四上两次生理英语，后来改为每周一次。她要求我们下苦功背英语，课文首先翻译一遍，她再校正一遍，我们再背一遍巩固。她的悉心教导，为我的专业

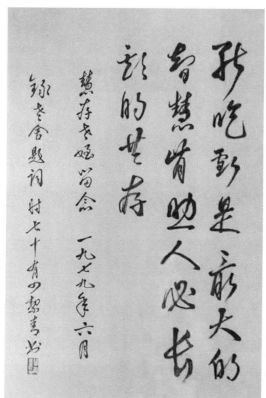

作家老舍曾以侯慧存的名字作题跋，书写成条幅："能吃亏是最大的智慧，肯助人必长期的共存"，但条幅不幸毁于动乱年代。1979年，老舍夫人胡絜青重新写了一幅

英语打下坚固基础，对我以后的专业发展帮助很大。师恩如海，永志不忘！"

老年的侯慧存记忆力依旧惊人，她文史基础扎实，一直坚持读书，对于民国各位文史大家的掌故、岭南医学院的掌故都非常熟悉，哪家孩子的姓名也都记得一清二楚。她特别喜欢看描写当代发展、反映时代特色的新世纪文学，订了许多相关文学刊物，常常更新。

孩子们都在国外，因此晚年的侯慧存很喜欢中山医学院的晚辈们过来探望。王庭槐便干脆把来她家中探访作为研究生教育的一部分，逢年过节以及她的生日都带着学生们过来，听她讲老一辈大家的治学传统、为人处世。

由于和岭南画派第二代代表人物关山月、黎雄才等人关系密切，侯慧存家中墙上挂满关山月、黎雄才以及老舍夫人胡絜青等人所赠书画。王庭槐以为，学生们在此接受教育，本身就是一

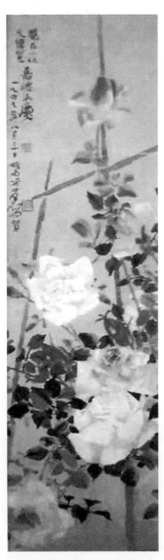

关山月从来不画玫瑰花，但是1949年彭文伟、侯慧存结婚时，他破例画了一幅

种美学熏陶。

侯慧存和英国女王伊丽莎白二世同年同日生日，她总笑称旧日在香港时，一到过生日便万人空巷，人们都涌上街头为她庆祝。其实，她才是真正的女王，与彭文伟结婚后不久，便开始面对人生的种种苦厄，一次次迂回，一次次对决，在绝望中希望，在悲观中乐观，在虚无中相信。彭文伟缠绵病榻后，她孤身一人，面对生活所有阴冷，始终温热柔软，从不言弃。即使彭文伟仙逝后，也热望满怀，拥抱人生。她的一生不沽名、不求利、不谄媚、不逢迎、不苟且、不钻营，将所有的荣耀都献给了大时代，她的气质与操守，自然有种动人的力量，启迪后人守卫美好，传承风范。

（本文参考了刘智鹏、刘蜀永所著的《侯宝璋家族史》一书，并且得到侯慧存教授高足、我国著名生理学家王庭槐教授，侯慧存教授保姆黄女士，中山大学党委书记陈春声教授，中山大学副校长黎孟枫教授，中山医学院院长宋尔卫教授，中山医学院党委书记吴忠道教授，中山医学院党委副书记王斌先生的大力帮助，特此致谢！）

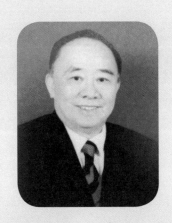

大医雨露 惠泽千秋
——记我国著名肝胆胰外科专家曹绣虎教授

　　曹绣虎（1930—2018），广东台山人。1946年2月就读广州培正中学及岭南大学附中。1948年就读于岭南大学医学院。1962年1月回中山医学院第一附属医院外科担任主治医师，协助王成恩创建肝胆外科。1986年赴瑞典参加世界肝胆胰外科第一次代表大会，成为世界肝胆胰外科学会创始会员，曾被日本九州大学邀请讲学并聘为客座教授，也是中华医学会外科分会胆道外科学组广东省委员、肝脏外科学组广东省委员，中华医学会广东省外科学分会常委、肝胆外科学组组长。

2018年2月1日上午零时8分，我国著名肝胆胰外科专家、医学教育家曹绣虎教授在广州去世，享年87岁。

书香传家，学术贵胄

曹绣虎出身学术豪门，家族星光闪耀。父亲曹汝匡是著名文史学者，曾任中山大学哲学系主任；母亲陈美葆毕业于金陵女子大学英文系；大舅父陈耀真为我国临床眼科奠基人之一，大舅妈毛文书为我国眼科学女先驱；六姨父程玉麐为我国神经精神病学奠基人；堂姐夫卢观全为协和医学院八年制毕业生，香港大学医学院外科教授，改革开放后多次回内地，继续为中山医学院的建设发光发热。

曹绣虎的祖父是一位缅甸华侨富商，在仰光经营酱园。曹汝匡结束在澳门的中学学业后，到了北京大学读书。三年后，五四运动爆发，曹汝匡便前往美国哥伦比亚大学读哲学，一读便是七年。回国后，曹汝匡被时任中山大学校长朱家骅聘任为文学院教授兼哲学系主任。但是两年后，广州沦陷了，曹汝匡回到仰光负责家族酱园，在当地极具名望威信。

曹绣虎于1930年6月19日出生于香港，1937年9月开始在九龙民生小学读书，1942—1946年分别就读澳门培英中学及培正中学，1946年2月回到广州，就读于广州培正中学及岭南大学附中。受大舅父陈耀真和大舅妈毛文书影响，曹绣虎于1948年考入岭南大学医学院就读。1954年毕业后到北京中央直属机关第六医院工作。1962年1月回中山医学院附属第一医院外科担任主治医师，积极协助我国肝胆外科奠基人王成恩创建肝胆外科。1986年赴瑞典参加世界肝胆胰外科第一次代表大会，成为世界肝胆胰外科学会创始会员。1989年王成恩移居美国后，担负起领导中山医科大学附属第一医院肝胆外科的工作，1992年起担任中华医学会广东省肝胆外科小组组长，领导全省肝胆胰外科的学术交流和发展。曹绣虎还曾被日本九州大学聘任为客座教授。

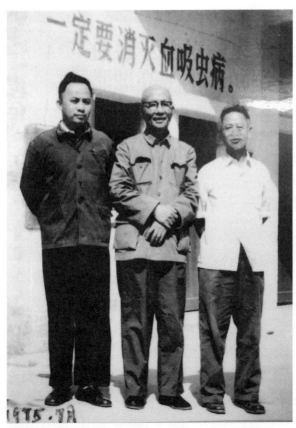

1975年7月，曹绣虎与陈心陶在三水大旺农场，左为曹绣虎，中为陈心陶

全校英语最好的外科教师

曹绣虎在肝胆外科有杰出造诣，手术轻巧，视野及解剖层次清楚，1957年在《中华外科杂志》上发表了《用挂线疗法治疗肛直肠瘘》，这是我国首例关于中西医结合治疗肛直肠瘘的报道。我国著名肝胆外科专家、广东省医学会肝胆胰外科分会前任主任委员梁力建教授回忆说："他做手术非常细致，是典型的外科医生的手，很好手艺。"我国著名普通外科专家、广东省医师协会肝胆外科医师分会前任主任委员、华南肝胆医院创始人王捷教授则回忆道："澳门一位知名人士在北京开会期间突然发病。回澳门路上不得不停下在某大医院就诊，被误诊为心脏病，曹教授接到通知下去指导时，凭借扎实基本功，细致查体，原来患者是胆囊结石急性发作，曹教授马上给予了相应治疗，病人很快就解除了痛苦。"

曹绣虎最为人称道的是他的外语，他通晓五国语言，和夫人——中山大学附属第一医院妇产科梁素娣副教授曾经担任加拿大驻广州领事申请入境查体英文翻译，并编译过大量医学书籍，多次担任外国同行随同翻译，受到他们赞赏。他去世后，他的学生们纷纷在微信上回忆起他的英语教学。"最喜欢听曹教授英语讲课了，地道的英式英语，发音非常好听，深入细致。"梁力建说，"我印象最深的是他最喜欢看书，看文献认真严谨，我从他身上学到很多。"

坦荡一生，爱徒如子

原国家卫生部副部长、中山医科大学校长黄洁夫教授回忆恩师道：

"我于1979年考上中山医学院研究生，报考的导师是王成恩教授，但具体带我更多的其实是曹绣虎教授。他为人善良正派，待人厚道亲切，尤其是对学生，是一个纯粹的人。

"他的特点是英语非常好，是所有外科教授当中外文最好的，手术也非常漂亮。'文革'期间，他曾经被下放到三水大旺农场，因此能够深刻体恤基层老百姓疾苦。我后来考上了国家第一批公派出国的研究生，他和王成恩教授坚决支持，极力推荐我。我担任中山医科大学校长后，他提出了很多关于学校发展的有益意见，提出一些相关政策，提醒我注意发挥老同志的作用。彭文伟校长在任时，曾经希望他能够担任学校外事处处长，但是他不愿意做官，拒绝了。这是令人难以想象的。

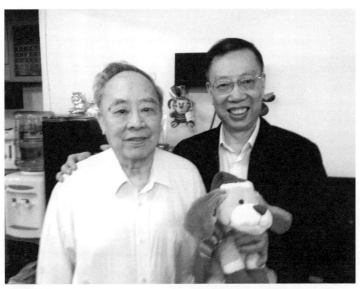

2014年春节，黄洁夫教授（右）前往探望曹绣虎教授

　　"我是江西人，夫人在昆明，毕业后中山医学院要我留在中山医，昆明医学院也要我去。但是王成恩教授和他极力挽留我（在当时留校是一件很困难的事），一方面多番奔跑办理手续，另一方面着手把我夫人孩子接过来，只用了不到一个月的时间，就处理安排好各种生活琐事，真是师恩难忘！"

　　曹绣虎教授是中国肝胆外科一位重量级专家学者，他的离世是学界的重大损失。但是，他承前启后，为肝胆外科架设的学术桥梁还在，依旧通往动人的未来，启迪着莘莘学子事不避难、义不逃责、秉承勉戒、砥砺前行。

　　（特此感谢原中华人民共和国卫生部副部长黄洁夫教授，中山大学附属第一医院梁力建教授、李大慈教授，中山大学孙逸仙纪念医院王捷教授接受采访，并提供宝贵资料！）

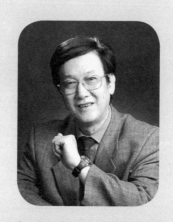

岭南杏林悲西去

——记我国肝胆外科专家区庆嘉教授

区庆嘉（1936—2017），广东东莞人。1960年毕业于中山医学院医疗系，毕业后留校任职。1980年赴美国哈佛大学医学院附属麻省总医院和美国克里夫兰医学中心进修，在肝手术中提出了在一定的条件下结扎肝静脉可保留所属肝段的新概念，并证明了它对处理肝肿瘤和肝外伤的临床价值。发表论文60多篇。获国家中青年有突出贡献专家称号和政府特殊津贴。广东省高教系统先进工作者，中山医科大学优秀研究生导师。1999年被评为全国卫生系统先进工作者。2007年获广东省外科终身成就奖。

肝胆俱裂，岭南失国手，杏林解惑尚待。

创业垂统，桃李非孤忠，逸仙后继有人。

晴天霹雳，2017年9月17日凌晨5点5分，我国肝胆外科巨擘、中山大学孙逸仙纪念医院肝胆外科创始人区庆嘉永远离开，留下了一代肝胆外科学人奋斗的足迹。

区庆嘉出身医学世家，在五十五载行医生涯中，以深厚的功底和超群的技艺确立了自己的名医身份，人称"华南一把刀"；他在丰富的实践中领悟到"医者父母心"的灵魂，研精覃思，妙手回春，救活了不少疑难重危患者；他为了让临床医学得到更好更快的发展，献策进言，诲人不倦，付出了自己毕生的心血。

为医：永不疲惫的消防队员

区庆嘉的医学造诣源自家承，父亲是东莞名医，新中国成立后为东莞市人民医院第一任院长，母亲是妇产科助产士。在父母亲的影响下，区庆嘉从小立志要当一名"为病人解决病痛"的好医生。这个济世救人的信念贯穿了他的一生，即使在风雨飘摇的年代，他始终孜孜不倦，坚持把病人放在第一位，未曾有过半分动摇。

在广东省外科学界，区庆嘉被同行们称为"消防队员"，这是因为无论本院还是外院，无论高年资还是低年资，哪位医生碰到疑难病人，都是想到请他去解决问题。他从不拒绝，像救火队员一样及时赶到，以丰富的临床经验从死神手里抢回了许多病人的生命。一次，广州某大医院接诊了一名胰十二指肠外伤的病人，接连两次手术过后，病人出现了消化道大出血和胰瘘，生命垂危。一时间束手无策的医生在凌晨两点拨通了区庆嘉的电话。年届古稀的区庆嘉二话不说马上赶到病人身边，提出必须进行急诊胰十二指肠切除术。时间就是生命，在取得家属同意后，区庆嘉立刻投入到抢救之中，在该院的手术室中主刀手术，一站就是十个小时，病人最终转危为安。

还有一次，另外一所大医院收到了一位腹主动脉瘤的病人，这位病人在国内担任重要职务，为国家作出了突出贡献，国内的杰出专家大都被请来会诊。在进行了腹主动脉瘤手术后，这位病人出现不明原因的呼吸困难，医学界众多巨头们围坐一起，绞尽脑汁，也无法查明原因。区庆嘉经过细心观察，确定是气管切开套管安置的位置出了问题，马上给予处理。奇迹出现了，调整了套管位置后，病人的呼吸马上畅通了，病情转危为安，最后顺利康复出院!

区庆嘉屡屡能在病人的生死关头，拿出敢于负责的勇气，坚持自己的意见。这种勇气和魄力，来自对医学知识的深入了解和把握。年少时，午夜一灯，晓窗千字，区庆嘉是中山医学院最勤奋的学生之一。他的同窗们至今仍能忆起他读书时的趣事：他手拿书本在校园里一路走一路看，咚的一声撞到电灯柱了，他才揉着额头抬起头来，绕开电灯柱，继续一边看书一边走。工作后仍然手不释卷，每晚研读医书到凌晨。因此，有个别号叫"书虫"。

"文革"过后，国家开始恢复选派优秀医生学者赶赴国外进修，由于平时刻苦学习打下的坚实基础，区庆嘉在毫无准备的情况下参加中山医学院的选拔考核，成为我国第一批公派留学生，赶赴美国哈佛大学医学院附属麻省总医院和美国克里夫兰医学中心学习。在这里，他提交《肝静脉在肝脏外科切除手术中的地位和作用》的论文，为非规则肝切除手术中减少肝组织损伤提供了重要的依据。当时，国际上公认肝静脉结扎后必须切除相关肝组织，否则便会导致相关部分肝脏的淤血性坏死。但是，区庆嘉在临床中发现，好几例病人由于外伤出血严重或肿瘤刚好长在肝静脉上而结扎了肝静脉，但是相关的肝组织并没有坏死。这个奇怪的现象引起了他的注意，他开始翻阅大量的资料，得知当时国际上公认的结论仅仅来自动物实验，并没有相关的人类肝脏实验报告。"不唯上，不唯书，只唯实"，经过艰苦的实验研究，区庆嘉终于推翻了前人的论断，认为肝脏静脉损伤后肝内血供会出现代偿性静脉回流途径，相关肝组织并不会出现坏死，无须进行切除。区庆嘉的发现，使得患者在肝切除手术中，避免切除过多的肝脏导致术后肝衰竭的发生，在肝脏静脉实验史上走出划时代的一步，他也因此被称为"我国肝脏静脉实验外科的奠基人"。

为师：以身作则的好老师

区庆嘉从医从教55年，现如今已桃李满天下，博士后、博士、硕士生共培养了100多人，许多弟子已经成为国内外学术界的栋梁：王颖、王捷、陈亚进、陈伟强、刘超、陈涛、高维实、李江涛、熊茂明、褚忠华……

国内知名普外科专家、中山大学孙逸仙纪念医院副院长王捷教授，自己也已经成为一代学术权威，但他提起区庆嘉时，仍然毕恭毕敬。他认为区庆嘉以身作则，教育他如何当好一名医生，是他跟随区庆嘉的最大收益。区庆嘉永远都把病人放在第一位，只要是给危重病人手术，术后都不回家休息，就在病人身边躺下，整夜看护，以备发生意外时可以及时处理。年岁渐长后，面对手术风险高的病人，也依旧整晚不睡觉，带着学生们半夜查房。退出行政岗位后，区庆嘉更是以临床为家，从未离开医院、离开他的病人超过三天。王捷副院长说，一次，他想把老师带去海南旅游，想着海南离广州近，老师应该不会拒绝。哪里知道酒店、航班全都安排好了，到了海南的第二天，区庆嘉却要求更改行程，张罗着回广州看望他的病人。区庆嘉这种对工作、对病人的热情以及极端负责任的态度，深深影响了他的学生们。现在，他的学生们不管节假日还是周末，只要在广州，都必定回医院查房，这些查房从未算过加班费

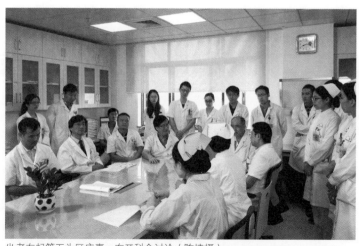

坐者左起第五为区庆嘉，在开科会讨论（陈捷摄）

的，几十年如一日的坚持，依靠的是老师传承下来的工作作风和热忱。

学生们都说，从区庆嘉那里得来的医学知识非常实用，这是由于他的经验完全都是从临床摸爬滚打出来的，而对于一位临床医生而言，这些临床经验往往比书本知识还要有效。关于疑难杂症的诊断，区庆嘉总能给学生们很多指导、很多启发。所谓"名师出高徒"也就是如此，老师能带给学生们更高远的视野、更广阔的平台，学生们可以成长得更为迅速、更为茁壮。

"学高为师，德高为范"，除了负责任外，区庆嘉严谨的治学精神也为学生们津津乐道。区庆嘉对肝、胆、胰、胃肠等消化器官的解剖非常熟悉，手术干脆利落，没有多余的动作，从医以来，大大小小的手术，进行了不下万台。但进行疑难手术时，他仍然非常慎重，手术前必翻解剖书，心里有底了才上手术台。他从医的出发点只有病人的根本利益。因此，从医期间他极少接到过病人的投诉，这在医患矛盾突出的今天，几乎是不可想象的。

尽管对临床付出毕生精力取得卓越成就，但是区庆嘉仍然非常谦虚。他对临床工作者毫无保留地奉献自己的经验，让外科医生术前必须回答八个问题：

第一，定性诊断。医生处理病人最要紧的是诊断，这个病人是什么病你都没有弄清楚就贸然上阵，那是很危险的。一些纠纷往往跟诊断错误有关。所以病人患了什么病，必须在手术前尽最大努力去搞清楚。

第二，定位诊断。就拿肝癌来说，大的是肝癌，小的也是肝癌，抱着血管的也是肝癌，它跟周围的关系怎么样，手术能不能做，做下去它会有什么样的危险？这个定位诊断很重要。

第三，对全身重要器官的功能状态，包括心、肺、肝、肾、内分泌系统、血液系统、营养状况等有个全面的评估。比如说有个很简单的手术，但这病人有严重的糖尿病、心脏病，他能不能顶住这个手术，手术中或手术后会出什么问题，医生一定要清楚。

第四，经济问题。做这个手术、做这个检查，是否会超过病人的支付能力？譬如这个病人有没有医保就要弄清楚（就是有医保的也存在问题，医保就是那么些钱，多了也不行），又比如说病人几乎是不治之症，但家境一般，可能在家属哀求下医生开始替病人治病，但却没注意替病人选择疗效又好又低廉的医疗方案。那么万一治疗效果不好甚至导致病人死亡，病人卖牛卖房子付了医疗费，不和你拼命才怪。

第五，要有手术指征，明确为什么要手术，不能糊里糊涂。

第六，投入和收效要作对比。做这个手术对延长病人的寿命有没有好处，对改善病人的生活质量有没有好处，很多医生不考虑这些问题，有些病病人不做手术还好些，做了还走得快；医生可以有胆识，有些情况可以去搏一下，但是明知道没得救了的就不要再去碰了。

第七，病人做手术之后会否发生并发症？医生思想上有没有预防它、对付它的准备，医生自我保护和保护病人的措施有没有做够？是否白字黑字写清楚？

第八，医生自己有没有本事完成这个手术？所在的医院和条件有没有可能完成这个手术？由于效益的问题，很多医院都想把病人留在自己医院，但实际上这间医院围手术期和手术后的处理技术和设备都不行。

区庆嘉浓缩一生经验总结出来的这"八点建议"，已经在外科界广为流传，他希望能够帮助年轻医生减少医患纠纷的发生。

为人："与人为善，是我做人的宗旨"

人在江湖，安身立命的最大资本，是人品。因为人品的好坏决定了个人发展方向，一个人人品不好，即使他有天大的才能，也不可能会取得成功，即使取得了成功也是昙花一现，不可能长久。区庆嘉取得今天的卓越成就，正是与他高尚的人品是分不开的。

区庆嘉从医55年，名满天下，且有一段时间身居高位，但他始终廉洁奉公，从不收受任何非分之财，这在医药购销和医疗服务频频出现不正之风的今天，尤为难得。曾有一位印尼大款，在德国、新加坡等地做了各种检查，都看不出所以然，最后慕名找到区庆嘉，确诊为小肝癌，手术进行得相当顺利。病人康复后，找到区庆嘉，想要送他礼物表示自己的感谢。多番推脱不果之后，区庆嘉就为医院的实验室要了一台血流监测仪。这台血流监测仪时值几万美元，实验室的条件得到了大改善。

曾经，外科在很多医生眼里是个油水多的科室，外科医生收入高、社会地位高，受人尊重。在区庆嘉担任普外科主任期间，很多医生找到他，想调入外科，但并不是所有医生的自身条件都能胜任外科工作。对于一些拿着条子或有后台的医生，区庆嘉顶住重重压力，坚持用能力、业绩和德行来选拔人才，他公正、公开、公平的处事风格，赢得了同事们的信赖和拥护。而对待同事们，区庆嘉也一直宽容、善良，敬佩长者、善待同辈、帮助友人、提携后进。他们工作上取得了成绩，他当众给予表扬，给予肯定，在合适的时候推荐晋升；犯了错误，他也从不落井下石，而是真诚地给予帮助，诚恳地指出失误，并教给他们正确的工作方法。区庆嘉总是强调，做人一定要善良，他说："与人为善，是我做人的宗旨。"

婚姻：人生受挫，精神支柱都是妻子

区庆嘉和夫人是广东医学界有名的一对神仙眷侣。夫人陈文清是中山大学孙逸仙纪念医院的护士，退休前为护理部副主任。区庆嘉谈起夫人陈文清，总是深怀感激。区庆嘉的初恋是一位教师，由于无法忍受他对事业的追求与他分离。危难困苦是人性的试金石，在苦难面前，无论真善美还是假丑恶都无所遁形。由于家庭原因，区庆嘉在"文革"期间关了一个多月的禁闭，很多平时与他亲密无间的人都与他划清了界限。就在他为写检查而苦闷的时候，陈文清来到他的身边，对他说："不要着急，我帮你写啦！"就这样，这位活泼友善的姑娘慢慢住进了区庆嘉的心里，"文革"期间，他们结合了。当时，区庆嘉身上总共只有100元钱，他拿出50元买了一张床，另外50

元交给哥哥的保姆做了一顿饭，没有戒指、没有新衣、没有酒席，按照现在的时髦话来说，就是"裸婚"。区庆嘉对当初委屈了妻子，深感愧疚。

半个世纪的患难与共证明，区庆嘉找对了人生伴侣。陈文清主任总是夫唱妇随，对区庆嘉所作的任何决定都是无限的支持。20世纪80年代医院的各种实验设备和条件仍然非常落后，从美国回来的区庆嘉，不但把自己微薄的收入省出来，还到处借款购置设备进行实验研究。陈文清当时发现家里经常不见东西，如碗橱里的碟子，用着用着就少了几只，还有米饭，也常常不翼而飞。这在刚刚开始改革开放的广州，这些都还不是那么轻易得到的东西。后来在实验室的动物笼里，她发现了家里的失物，才恍然大悟，原来"小偷"是自己的丈夫，他拿到实验室喂养小白鼠和小狗了。区庆嘉过去经常几天几夜甚至几个星期地泡在实验室或病房，在家的不多时间里，也常常被人叫去会诊及手术，对于这些，陈文清没有一句怨言，只是默默地当好他的家庭后盾，为他提供支持和鼓励。

后记：区庆嘉留给我最深的印象是翩翩风度。他是中山大学孙逸仙纪念医院最讲仪表的教授，总是西装革履，头发梳得一丝不苟，戴着黑色的玳瑁眼镜，一举一动、一言一行都透着良好的教养和儒雅的大家风范。他说："教授，是传道授业解惑之人，良好的精神面貌除了能体现对他人的尊重，带给病人信任外，还能够体现扎实的工作作风！"

曾经一次和区庆嘉相聚后道别的刹那间，我想起了苏东坡的两句诗："要知冰雪心肠好，踏遍江湖草木春"，这仿佛是区庆嘉一生的写照。早已名动公卿的他从未忘记过自己是一名医生，对病人体恤有加，总是尽量寻找对病人最有利的治疗方法，给病人带来美好的春天。大医精诚，止于至善。

（感谢中山大学孙逸仙纪念医院王捷教授、褚忠华教授接受采访！此文原为区庆嘉从医从教50周年庆祝文章，曾经他本人核定，收录此书时略有修改。）